U0116202

张磊六经方剂讲记

ZHANG LEI LIU JING FANG JI JIANG JI

张磊◎著

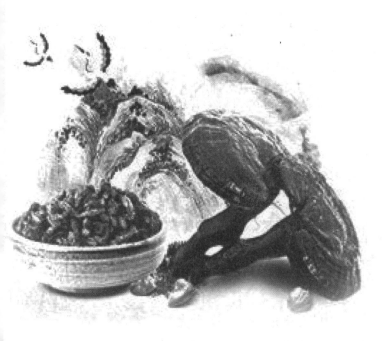

中国中医药出版社

·北 京·

图书在版编目（CIP）数据

张磊六经方剂讲记/ 张磊著. —北京：中国中医
药出版社，2013.8（2019.6 重印）
ISBN 978 - 7 - 5132 - 1567 - 1

Ⅰ. ①张… Ⅱ. ①张… Ⅲ. ①方剂学 Ⅳ. ①R289

中国版本图书馆 CIP 数据核字（2013）第 161078 号

中 国 中 医 药 出 版 社 出 版
北京经济技术开发区科创十三街 31 号院二区 8 号楼
邮政编码 100176
传真 010 64405750
三河市同力彩印有限公司印刷
各地新华书店经销

*

开本 710×1000 1/16 印张 15.25 字数 225 千字
2013 年 8 月第 1 版 2019 年 6 月第 3 次印刷
书 号 ISBN 978 - 7 - 5132 - 1567 - 1

*

定价 48.00 元
网址 www.cptcm.com

内容简介

如何以"六经辨证"的视野来解读《方剂学》教材的时方、经方?

如何以"六经辨证"的理论来应用时方,并进行"时方经方接轨"?

本书作者张磊医师以临床家的角度,对《方剂学》全部方剂进行了逐一批注,并为其学生专题讲课。本书即是"讲课实录"的文字版。

为方便读者对比本书作者"六经分类"与《方剂学》教材"传统分类"的各自特色,本书在编排上以"六经为纲,以病机为目",以便让读者从"熟悉的目录"中阅读出"意想不到的新意",拓展临证思路灵活性。

序

对于中医的重视、中医经典的重视，从来没有像今天这般隆重、广泛，这般深远和透彻。从国家五十余年的中医院校学历教育，到国家五批师承教育以及三批全国中医临床优才班，各省市、各中医院对人才培养的关注与投入均显示出极大的热忱。

中医的理念与方法，符合自然与人类和谐之道。敬畏自然、回归自然、回归人的本体、回归中医，已成为人类健康及社会可持续发展的共识。尤其中医与中国国学理念交融、渗透，是中华民族智慧的典范。传承中医学术，弘扬中华文化，如身体与灵魂般密不可分的一体两用，最具民族性，也是最具世界性。作为中医教育者，也是践行者，培养新人，服务临床，深感承载的历史使命与责任，义不容辞……

中医的发展迎来了真正的春天。在谈及中医未来发展时，国医大师邓铁涛老曾谈道：中医之源头在黄河，中医之崛起在长江，中医未来之发展必将从珠江，走向大海，传遍世界……广州，中国的南大门，改革开放的前沿，秉南方之火性与珠江旁海之水德，刚柔相得，水火既济，心肾相交，孕育了中医繁荣之沃土，天华物茂，生机勃勃。作为全国首批"五老"中医高校之一的广州中医药大学，以敢为人先的气概，在经典教学与运用、推广方面做出了诸多探索和努力，令学术界侧目：率先创立中医经典回归临床的教学模式实行近三十年；创办全国经方班十二届、国际经方班两届；创建经典临床查房视频案例库已七年；创新《伤寒论》教材，首次将《伤寒论》改为《伤寒学》，并提出"伤寒学"概念；独创《伤寒论》DVD教材……

经过三代伤寒人努力，尤其构建了基于临床辨证能力培养的"六梯级"《伤寒论》课程体系，即突出"一"个特色理念，在实践中诠释、运用和发扬伤寒，使之成为具有强大生命力的活体知识；独创"二"个资源基地，即广州中医药大学第一附属医院经典临床病区、全国经方班专家查房指导基地，成为教材与教学创新原创思想库；搭建"三"个运用平台，即课堂、临床、网络学习，丰富教学空间；融入"四"种学习方法，即PBL教学、自主学习、讨论式学习与贯通学习，注入现代新的教学理念；拓展"五"级训练台阶，将中医经典教学由本科教学延伸至研究生、临床医师，形成本科早期–本科后期–硕士阶段–博士阶段–临床医师（继续教育）五阶段，搭建中医经典终身学习平台；构建"六"类成果推广模式，即平面教材、视频教材、网络教材、电视媒体、学术交流、图书出版。

为顺应新的社会需求，充分发挥高校教学资源优势，广州中医药大学经典临床研究所以包容、开放姿态，在全国聘任一批坚守临床、治学严谨、脚踏实地、专有所攻，有独到学术见解和理论建树的学者担任本所客座教授，以组建强大的经典师资库。目前已聘冯世纶、刘方柏、余国俊、张磊、高建忠、张英栋等多位专家，旨在推动学术、推广经典、服务临床、资源共享。

由广州中医药大学经典临床研究所与中国中医药出版社联手，刘观涛通力策划，以广州中医药大学经典临床研究所、全国经方班为平台，汇聚海内外临床精英，着力推出"学经典、做临床、求创新"、与时俱进、原创、现代版中医临床系列读本，既是经典教学内容与环节的延伸，也是高校与出版媒体"强强"合作的新尝试。

作者有前贤长辈，也有后学新人。他们秉承经旨，以鲜活的案例，清新的格调、全新的视角、独到的思维，解读经典，布诚"玩味"，共享"绝活"，实实在在，实用实惠。宛如一壶酱香"老酒"，一滴在心，回味无穷……

中医伟业顶天立地，中医经典源远流长，中医学术推陈致新，中医队伍辈有英才。

经典不朽！学术长青！是仲景之愿、中医之愿、中国之愿也！是以为序。

李赛美

笔于2013年5月1日

阴阳方证：中医辨证施治的核心

经言：谨熟阴阳，无与众谋。《内经》之阴阳，乃天地宇宙大阴阳也；《伤寒论》之阴阳，乃病之小阴阳也。大阴阳者，以天地、水火、左右等为特性；小阴阳者，以表里、寒热、虚实为主旨。柯琴曰："原夫仲景之六经为百病立法，不专为伤寒一科，伤寒杂病，治无二理，咸归六经节制。"此语一语中的，道破仲景作书真旨，极有见地。

《伤寒论》之阴阳，特为病性而设。亢进者、明亮者、向外者为阳性病；沉衰者、晦暗者、向下者为阴性病。而表里言部位之阴阳，寒热言病性之阴阳，虚实言病势之阴阳，此皆阴阳之大法也。然仲景之阳又分三阳，曰太阳、阳明、少阳；阴又分三阴，曰太阴、少阴、厥阴。历代医家只言三阳合病并病，对三阴之合病则无有论述，对三阴三阳之间的合病无人提及。殊不知人之所病，皆为阳乎？皆为阴乎？其实不然。吾从数年临证观察，病有阳性之合，亦有阴性之合，又有三阴三阳之合。于本书正文，皆有阐述。

方证者，即对证之方剂，此说于伤寒书言之最多。或曰麻黄汤证，或曰桂枝汤证，或曰柴胡汤证，或曰白虎汤证。某证可用某方，某方可治某证。使人一目了然，实属中医辨证施治不传之秘。

近年来吾以阴阳为纲，六经为目，方证为终，验之于临床，极为得心应手，疗效亦大大提高。故与诸门人探研阴阳方证之理，精思伤寒辨证大义。千难一易，始有所得：阴阳者，中医之门径；方证者，中医之终极。

张磊

2013年4月22日于北京

前　言

阴阳入手，六经为纲，病机为目，方证乃终

"阴阳方证"：我的临床探索

"道生一，一生二，二生三，三生万物"。

中医的全部奥秘，用最精简的两个字来说，就是——阴阳。

阴阳还可再分为三（表、里、半表半里），阳者分为三阳：太阳、阳明、少阳；阴者分为三阴：太阴、少阴、厥阴。

病性 ＼ 病位	表	里	半表半里
阳	表阳/太阳病 （如：麻黄汤，桂枝汤）	里阳/阳明病 （如：白虎汤、大承气汤）	半表半里阳/少阳病 （如：小柴胡汤）
阴	表阴/少阴病 （如：麻黄附子细辛汤，桂枝加附子汤）	里阴/太阴病 （如：理中汤、四逆汤）	半表半里阴/厥阴病 （如：柴胡桂枝干姜汤）

需要特别说明的是：本人学术体系的"太阴病（在里之阴性病）"，大致相当于传统教材中的"太阴病（局部中焦之阴性病）与少阴病（全身心肾之阴性病）"；本人学术体系的"少阴病（在表之阴性病）"，大致相当于传统教材中的"太少两感"（太阳病+少阴病）。其他，则和传统教材体系大致相同。

多数伤寒学家从"经络脏腑"入手来划分六经。从"阴阳"入手来划分六经者，古往今来，寥寥无几。然吾以阴阳分六经、用六经，在临床上极为得心应手、胸有成竹。

三阴三阳，也被后世称为六经辨证，能够统摄天下万病。"六经"又可兼夹各类"病机"，夹寒、夹热、夹气、夹血、夹水湿痰饮……

"阴阳入手，六经为纲，病机为目，方证乃终。"此"阴阳方证"之说大略也。

或云：伤寒诸多名家，皆以"六经辨证"用诸临床，君之所云"阴阳方证"有何特色？

倘若六经单纯为病，各家伤寒学说大致雷同。然而，当今多数疾病特别是疑难病证，常呈错综复杂之证。各家伤寒学说，对于错综复杂之证，虽言"合病、并病"，但临床应用时候多着眼于三阳合病。以广受欢迎的《伤寒论讲义》（五版教材，主编李培生）为例，对于两经或三经合病、并病有如是阐释：

合病和并病，都是不能单独用一经来归纳的复杂证候，凡两经或三经的证候同时出现者，称为合病。《伤寒论》中有太阳阳明合病、太阳少阳合病、阳明少阳合病和三阳合病四种。凡一经的病证未罢，而又出现另一经证候者，称为并病。《伤寒论》中有太阳阳明并病和太阳少阳并病两种。

但笔者认为：合病和并病不仅限于三阳经的范围，也包含阳经与阴经的"阴阳组合"。

但是，从古到今，伤寒临床界运用六经合病并病，通常多为"三阳经合病并病"。至于"阴阳合病并病"这个体现病机错综复杂的领域，却在古今临床实践中应用较少、涉足不深。——而我们认为，在病机交错的"阴阳合病并病"方面，一定要体现"无所不可组合、无所不可合并"的突出特色，才能使临床应用走向更宽更广更有效的新天地。

"六经组合"不但可两经组合，而且可以三经、四经……任意组合，以和错综复杂的病机相对应。笔者认为，这就是运用伤寒能够大幅度提高临床疗效的"不传之秘"。

其中，特别要向读者交代的是，对于六经的界定，各家学说见仁见智，众口不一。比如说，对于"虚热"的六经归属问题，就有多种归类方式：

一种是以寒热分阴阳，则"虚热"属热而归属"阳明病"。

一种是以虚实分阴阳，则"虚热"属虚而归属"太阴病"。

一种是将"虚热"按其阴阳错杂之性质而归属"厥阴病"。

事实上，笔者在不同时期，曾有过不同的归类方式。其实，以上三种分类方式，各有利弊，不分高低。本书最后经过再三权衡，还是把"虚热"归为阳明病之"里虚"。

热	阳明病	里实（如实热）	虚
		里虚（如虚热）	
寒	太阴病	里实（如实寒）	实
		里虚（如虚寒）	

当然，把"虚热"归为厥阴病（阴阳错杂）似乎相对更为贴切。为什么呢？对于"虚热"诸方，如六味地黄丸、知柏地黄丸、杞菊地黄丸、麦味地黄丸、都气丸、左归丸、左归饮、大补阴丸、虎潜丸、大定风珠、酸枣仁汤、三甲复脉汤等，以上之方，皆为温补之剂，既有虚之象，又存热之候，病位可上、可下，涉及诸多病证。据《伤寒》之理，只有少阳、厥阴半表半里之处，涉及面最广。然少阳多热少虚，厥阴则寒热错杂、虚实同存。据厥阴提纲言"厥阴之为病，消渴，气上撞心，心中疼痛，饥而不能食，食则吐蛔，下之利不止"，可见"消渴"二字，因厥阴病为津血不足于里，虚故饮水自救之渴，当为虚热之象，以上诸方皆为虚热之候夹诸多症状，故将之归为厥阴，似乎颇为合理。——但是，若如此归类，则阳明病"里虚类"将荡然无存，和太阴病"里实类"无法形成比肩之势。故反复权衡之后，还是将虚热归入阳明病"里虚"。对六经分类历代医家向来争论不休，笔者的分类方式，也只是一家之言而已，不足之处，敬请指正。

让我们把话题转回到"阴阳方证"的不传之秘：

为数相当多的年轻医生大感不解：相对于名老中医的"效如桴鼓"，为什么自己一直疗效不高、甚至效失参半？

他们最大的困惑是：同样辨证论治，就那么些辨证要素（虚实、寒热、气血津液、表里上下、脏腑经络……）如果说名医辨证出十分之八，那我们至少也辨证出十分之五，也就是十分之三的差距啊！但实际疗效的差别绝非"十分之三"，而是"天壤之别"：

名老中医的疗效为"明显效果"，而年轻医生的疗效为"不见显效（或曰无效）"。疗效相差之大，一个天上，一个地下。为什么会这样呢？

"两军对垒"还是"愚公移山"：疗效高低的"不传之秘"

医生和疾病，如同正邪相争，两军对决。在实际临床中，特别是面对疑难病证时，往往并非辨证出"十分之六"就取得"百分之六十"的疗效，辨证出"十分之九"，就取得"百分之九十"的疗效。

治病如敌我"两军对垒"，而不是静态的"愚公移山"，并不是敌人有一个连（合计共十个班），我今天消灭敌人一个班，明天再消灭一个班，十天就能把敌人的一个连全部消灭掉。为什么呢？因为当你消灭敌人一个班的时候，你会惊动敌人的另外力量，说不定敌人的其他九个班联合起来歼灭你。——治病也是如此，当你辨证出部分病机（比如上热），而没有辨别出其他病机（下寒），那么仅治疗"上热"，则"上热"虽得缓解，"下寒"则会加重，总体上疾病的疗效仍然为"零"。这就是上述很多医生困惑的缘由。

虽然不能说所有的疾病治疗，都符合上述"两军对垒"的动态原则。但是我们敢肯定，多数疾病治疗，特别是绝大多数疑难病证的治疗，都不是静态的"愚公移山"型，并不是你辨治了十分之几，就会取得"十分之几"的疗效（当然，少部分的比较简单、清晰的疾病，可能符合"愚公移山"类型，也就是说，只要你辨证出某些病机，就能取得相应的疗效）。

下面我就通过一个案例来具体说明。

患者，女，35岁，初诊日期：2013年3月6日。主诉：过敏性鼻炎多年不愈。多年来患过敏性鼻炎，鼻塞流涕，嗅觉丧失，服用各种中西药疗效欠佳，现症见鼻塞，咽痒，眼痒，盗汗，睡眠不实，颈项强，舌淡红，苔白腻，脉弦细略滑。

从患者表现来分析，颈项强，流涕为太阳病；孔窍不利，脉弦为少阳病；汗出，苔白腻为阳明病。

综合辨证为三阳合病。

方用葛根汤合小柴胡汤加苍耳子、辛夷花、白芷、生石膏。

患者因疾病经年不愈，对是否能见效心存疑虑，结果服完7剂后，鼻塞、流涕症状大减，其余伴随症状也明显减轻，又继续调理一段时间，嗅觉也逐渐恢复了。

有人会问，为什么这个患者曾经找过很多名医诊治而疗效欠佳呢？问题到底出在哪里呢？对于长期鼻炎的患者，辨为太阳病，用荆、防、银翘很多见，但是如果考虑不到少阳病和阳明病，患者的鼻炎是不可能有起色的。

按理说，其他医家辨出了"太阳病"，也算对了近一半，但为什么就基本毫无疗效呢？

"两军对垒"和"愚公移山"的不同之处在于，"两军对垒"不看重一城一池的得失，而看最终战争的整体胜败。在本案中，我们辨出了病机的"绝大多数"，取得了明显疗效。而其他医生能辨出病机的"半壁江山"却基本无效（而非"明显疗效"的一半效果）。此乃"成则为王，败则为寇"也。医生治病的时候，只有辨治到"十之八九"的程度，才能够战胜为王。而如果辨证到"十之三五"的程度，超过半数的情况下，不会战胜为王，而是失败为寇。

两军对垒的关键在于"击中要害"，"疾病要害"多藏身于"动态病机"

上述疗效高低的"不传之秘"，我们用"两军对垒"或是"愚公移山"作比喻。这只是从横向的角度来谈，所论及的是病机的"全面性"。

还有一个纵向的角度，同样值得临床医生高度重视。这就是病机的"动态性"。大多数疾病的病机是错综复杂的，这就需要对病机和病机之间的动态关系予以分析。北京中医药大学王绵之教授在《王绵之方剂学讲稿》中，深有体会地说："逍遥散证既有肝郁，又有血虚，还有脾虚，是先血虚还是先肝郁，是由血虚导致了肝郁，还是由肝郁导致血虚，都有可能。"——对于病机之间动态关系的分析，其实解决的是"病从哪里来，病又要到哪里去"的核心问题，面对错综复杂的病机组合，何为因，何为果？何为主，何为次？何为先，何为后？何为本，何为标？……只有如此动态分析，才能够在治病的时候，从容不迫地抓住重点，擒贼先擒王。还能够"走一步，看三步"，本诊就能对未来的二诊、三诊心中有数，未雨绸缪。

还是用刚才那个鼻炎的病例来分析，横向的全面性问题我们已经探讨过了，再来看看纵向的动态性问题。

这位患者鼻炎已经有了明显的好转，但是由于其出差中断了服药，并且在这期间又患了感冒，使病机出现了转变。在就诊时其症状表现为：鼻塞增重，大便时溏，足冷，口干，舌苔薄白而干，脉沉细，寸口微浮。

这就从刚才所说的三阳合病转向了少阴病。因此用麻黄附子细辛汤合四逆散加味。

处方：柴胡15克，枳实10克，白芍15克，炙甘草3克，大黄2克，麻黄5克，附子5克（先煎），细辛4克，苍耳子10克，辛夷花10克，白芷10克，薄荷3克，葱白1茎。

患者服药后，症状得到了明显控制，并且嗅觉恢复。

可见这个患者以少阳病为静态病机或基本病机，而其动态病机分别出现过太阳病、阳明病、少阴病。如果拘泥于静态病机，而不能掌握动态病机，及时调整用药，就会使疗效大打折扣，而在治疗中逐渐失去方向。

再举例来说，我治疗瘀热在里所致的少阳阳明合病夹瘀血的月经不调时，经常会用到小柴胡汤合桂枝茯苓丸加生石膏。按"动态病机"来分析，首先我会分析出患者的少阳病、阳明病、瘀血三者的关系，哪个为主？哪个为次？哪个为因？哪个为果？其次，我会根据该患者的动态病机来指导下一步或下两步……的治疗。比如：若患者先由于瘀血内阻日久化热，形成瘀热在里之阳明病，瘀热在里又导致热在半表半里之少阳病，治疗上我会根据少阳病和阳明病的轻重，可能会用小柴胡汤合桂枝茯苓丸加生石膏同时治疗少阳阳明合病及瘀血；亦可能会先用小柴胡汤加生石膏治疗少阳阳明合病，待少阳阳明病解后，再用桂枝茯苓丸治疗瘀血证；还可能先用桂枝茯苓丸加生石膏治疗瘀热在里之阳明病，里热减轻后，有可能少阳病自然就缓解了。治病就是这样，有时走一步看三步，如果不能把握住动态病机，预后、治疗效果及对该病的信心必然就会差很多。

从横向"全面性"来看，名老中医辨出"十分之八"，普通医生辨出"十分之五"；从纵向"动态性"来看，虽然普通医生也能大致辨出病机之间的关系，相当于辨别出"十分之五"以上的动态关系，而名老中医则能辨别出病机之间更精细的关系，从而胸有成竹地知晓病机的因果、标本、预后、转归，相当于辨别出"十分之八"以上的动态关系。

表面上看起来，名老中医和普通医生的差距，也就是"十分之八：十分之五"，即8：5（1.6倍）的差距。但是，大家都知道："明显疗效"和"不见显效（或曰无效）"的实际差距，说是10倍、100倍的差距，也不过分啊！

正如两军对垒，真正决定战争胜负的关键，既在于对敌人"全部力量"的打击，更在于对敌人"核心力量"的打击，所谓"击中要害"（比如：擒贼擒王、断其粮草等），皆是指对敌人核心力量的重创。决定战争胜负（即治病疗效）的关键，在于对战争全局的把握，能够掌握敌人的动态，找出敌人的致命弱点，才能取得最后的胜利。那么，"疾病要害"到底藏身何处呢？在对"全面病机"分析的基础上，"动态病机"是疾病要害最常见的藏身之处。找到了疾病要害，治病的时候才可以"一通百通，势如破竹"。名老中医和普通医生表面上只有"十分之三"的区别，但是实际上差别已经达到了十倍、几十倍。打个比喻，就像消灭敌人的三个"士兵"和消灭敌人两个"将领"的差别那么大。

近年来，笔者正是由于特别重视上述"全面病机"与"动态病机"，并将其自觉纳入本人辨证的必经流程，才使自己在临床上较为得心应手。不敢自秘，故将自己所探索的"阴阳方证体系"介绍如下：

具体来说，我的学术体系从阴阳入手，到方证乃终。其中最重要的环节是：以"六经"为纲，以"病机"为目。纲举而目张，纲目绝不能颠倒。

打个比喻，"六经"在我的学术体系中的地位相当于"宪法"，"八纲气血津液"相当于法律，"脏腑经络"相当于"法规"。阴阳方证的具体运用，相当于以最高的"宪法"（六经），来统领精细的"法律、法规"（病机）。

一、明阴阳，辨六经

《内经》言：谨守阴阳，无与众谋。无论任何病，首先要分清阴阳。这里所说的阴阳，即是阴性病、阳性病，其中，阴性病里面又分为太阴病、少阴病、厥阴病，阳性病里面亦分为太阳病、阳明病、少阳病。其实，这里的六经包含有病位和病性两个方面，病位为：表、里、半表半里；病性为：阴、阳。六经的具体概念即为：太阳病（表阳证）、阳明病（里阳证）、少阳病（半表半里阳证）、少阴病（表阴证）、太阴病（里阴证）、厥阴病（半表半里阴证）。

二、析病机，观动态

在辨出六经之后，还要具体分析患者的病机，这里所说的病机主要包括气虚、血虚、津液虚、阴虚、阳虚以及气滞、血瘀、痰饮水湿食积和实寒、实热。

三、辨方证，识药证

辨六经、析病机之后，要针对相应的六经、病机、症状选用对应的方剂和药物，方证的选择亦是关键的一步。认识疾病在于证，治疗疾病在于方，方与证是历代医家都非常重视的。此不赘述。

总而言之，阴阳入手，六经为纲，病机（八纲气血津液、脏腑经络）为目，方证乃终。

张磊

2013年4月25日

导　论

六经医案直入"伤寒之门"

要想把《伤寒论》这本书看明白，非从实证入手不可。我临床大量用的是经方，从临床来看，病人的返诊率很高，治疗效果也比较好。

《伤寒论》这本书，提出了阴阳的概念，阴阳是个大纲，阴阳统六经，阴阳统八纲。三阳为阳证，三阴为阴证。阳证多热证、顺证，顺证就易治；阴证多寒证、逆证，逆证就难治，治起来比较复杂，变化也比较快。

《伤寒论》这部书，就是这么个线条，三阴、三阳：表阳证、表阴证、里阳证、里阴证、半表半里阳证，半表半里阴证。共分为六个证型。

病位 病情	表	里	半表半里 （虚实错杂）
阳	表阳/太阳病 （表实：如麻黄汤） （表虚：如桂枝汤）	里阳/阳明病 （里实：如白虎汤） （里虚：如"虚热"， 猪肤汤）	半表半里阳/少阳病 （如：小柴胡汤）
阴	表阴/少阴病 （表实：如麻黄附子细 辛汤） （表虚：如桂枝加附子汤）	里阴/太阴病 （里实，如"实寒"， 三物白散） （里虚：如四逆汤）	半表半里阴/厥阴病 （如：柴胡桂枝干 姜汤）

太阳病（表阳证）——麻黄汤证：研究导弹的老科学家"30年头痛"怎么办?

有一位病人是个研究导弹的老科学家，他的病就是头痛，顽固性头痛达30年，头痛以后脑勺疼痛为主，后脑疼痛得最厉害，一直治不好。后来找到我让我看。我看到他曾经找遍了京城名医看病，而且这些人有些是名副其实的中医泰斗，医术之高，深受患者爱戴。

我看了他们开的方子，觉得思路都很正确，比如有人用过柴胡剂、用过后世的川芎茶调散……不过，据患者说效果都不好。

我说你有没有怕冷? 你出汗不出汗?

他说我不出汗，就是头痛，遇冷遇风寒头痛加重。

我给他摸脉，发现寸脉略微有点浮象，脉浮带点紧象。

寸脉略微有点浮象，脉浮带点紧象，不出汗，遇冷遇风寒头痛加重，这是太阳伤寒麻黄汤证。

从另一种角度思考：他这头痛以后脑勺疼痛为主，后脑疼痛得最厉害，这时我就考虑，太阳主表，项背为阳，所以老是后脑痛。

根据脉象和太阳病位，就可以考虑此病可能为太阳病麻黄汤证。

所以，我就开了麻黄汤的处方，因为麻黄汤发汗劲急，所以我开得不多，只给他开了3剂。我说你别多吃，吃3剂，等我下礼拜出门诊的时候你再来。然后我告诉他麻黄汤的煎服法，麻黄先煎去上沫。等到这位老科学家第二次再来复诊的时候，告诉我他没想到这3剂麻黄汤就把他这30年的头痛给治好了!

学生：那你是抓住病人哪个关键之处了呢?

医生（编者按医生即本书作者，下同）：主要是患病的部位，后脑疼痛，所以思路往太阳病上去想；还有就是不出汗，而且脉浮紧，这是麻黄汤证。

但这个病情并不是完全符合《伤寒论》条文的描述：第35条"太阳病，头痛，发热，身疼，腰痛，骨节疼痛，恶风，无汗而喘者，麻黄汤主之。"这怎么办呢? 这就要抓主症嘛，《伤寒论》有一个条文，在101条，被视为一项伤寒临证法则："但见一证便是，不必悉具。"麻黄汤证一般指发热、无汗……才能用麻黄汤，一定要有表证，但是不是一定要发热、一定要无汗、一定要身体骨节疼痛才用麻黄汤呢? 也不见得，本例就是一个很好的例证。

学生：为什么不用吴茱萸汤，吴茱萸汤也有头痛的症状？

医生：吴茱萸汤证的头痛，或者是有胃寒，或者是寒饮上犯，并且以颠顶疼痛为主或者是满头痛。再者，吴茱萸汤证还有一个非常典型的症状就是呕吐。吴茱萸汤证一是头痛，二是眩晕，第三是呕吐。而麻黄汤没有呕吐。所以排除吴茱萸汤证。

学生：太阳病所涉方剂中，您用的哪个方子最多？

医生：太阳病里我用得比较多的就是桂枝汤，桂枝汤是一个系列嘛，桂枝汤、麻黄汤我都用过，以桂枝汤为最常用。上述这个例子是一个非常典型的用麻黄汤的例子，麻黄汤本身我用的次数不是很多，这是其中的一例。当时我记得麻黄没有用9克，我记得用的是6克，用了几剂他就好了。这就是按照六经辨证的思想，见麻黄汤证用麻黄汤，而不管是什么病，肯定就有效。不是麻黄汤证而用麻黄汤肯定是错误的、无效的。

你们要特别注意：麻黄剂，不是说这人恶寒、怕冷，然后这个人就可以用麻黄汤了。在一些内科病里沉寒痼疾，几十年还存在的麻黄汤证就可以用麻黄汤，像我上面这个病例，30年的顽固性头疼，就是麻黄汤证，脉浮紧，遇冷遇风寒头痛加重，我就是根据这些，用麻黄汤3剂药解决问题。如果以后我再碰上有类似的顽固性头疼，遇风寒加重，那我首先考虑他是不是麻黄汤证，有没有脉浮、有没有脉紧，有没有一遇风寒恶寒、疼痛加重，如果有的话，我就可以优先选择麻黄汤。

除了上例中的治头疼，还有治鼻炎的案例：

东北的一个小孩，一到秋天的时候，鼻炎流清鼻涕，简直是怎么流也流不完。后来，碰到我给他看病。开始的时候，我用一些常用的治疗鼻炎的方子，像苍耳子散等这些药物加减，效果都不好。脑袋老发沉、头痛，外感风寒，遇风寒鼻子就不通。

我当时考虑：外感风寒，遇风寒鼻子就不通，还是肺窍不利，麻黄剂的麻黄配杏仁达表开里，确实能开肺气，所以当时考虑开肺窍，用麻黄汤。我给他宣发肺气，把肺气宣发开，看他的窍通不通。

后来我试着给他用麻黄剂，三五次就好了。鼻子也通了，头也不疼了，原来脑袋老发沉好了。这是一个非常典型的病案，这是一个个人总结的经验，以后我再遇到类似的鼻炎症，就多了一条路，考虑麻黄剂，或不用麻黄汤，而用其他的麻黄剂，麻黄用了6克，用的量也不大。

有的人用了一辈子经方，麻黄汤却根本没用过。这非常让人遗憾。我本人也曾给自己用过麻黄汤：曾经有一次，我身体不舒服，全身发紧、酸疼，说不上来那难受劲儿，一摸脉浮紧。全身怕冷得厉害，毛孔都怕冷，发紧。怕冷，还觉不出热来，真是冷得头皮都发炸，我得盖两床被子，捂两个热水袋。

麻黄汤原方原料直接下，真是汗出如水，那是峻汗之剂。桂枝汤不能发大汗，麻黄汤可以发大汗。你服桂枝汤要喝点粥，如果单纯服桂枝汤是不出汗的，必须还要借助粥的力量驱邪外出，因为这是小风之邪嘛！但这麻黄汤就不一样，它汗发得厉害。患麻黄汤证的人，一感冒全身就怕冷得厉害，毛孔都怕冷，发紧。怕冷，你还觉不出热来，其实是发烧，这个情况出现脉浮紧，直接就用麻黄汤，不考虑别的。我把头一煎麻黄汤服下去，汗就出来了，出来以后觉得身上轻松点了，接着喝第二煎，隔了不到两个小时，这一杯药下去，汗湿透了，我脑袋、嘴皮都是汗，滴沥吧嗒使劲往下淌，我就觉得身上不那么紧了，全身轻松多了，但起来一走动，还是觉得身上有点凉。我说还不行，还得再吃麻黄汤，于是接着熬药，吃完晚饭后接着服。这样两剂药，分四次喝，等于两个小时喝一次，这是我对麻黄汤的亲身体验，那真是效如桴鼓，15分钟可以出汗，4个小时就好了。

太阳病的辨证，不一定是必有恶寒、发热，才可以用麻黄剂、桂枝剂，因为桂枝剂这药在《伤寒论》这本书出现的次数非常多，几十次，它不是单纯代表治疗外感这样一个方子，包括妇科病、产后病都可以运用，它既可以治内伤又可以治外感。

阳明病（里阳证）——白虎汤证：医院束手无策的高烧50天为什么药到病除？

一位女患者，46岁，住在某三甲医院，高烧不退50多天，所有的抗生素、激素都给她用上了，高烧也退不下来。

后来他们就托了人请我去，到那一看，真是高烧不退，体温一直在

39℃~40℃左右徘徊，怎么也下不来。症状就是发热汗出，不停地拿餐巾纸擦汗，脉象是洪大脉。

这是非常典型的白虎汤证。我给她开了白虎汤，就是生石膏、知母、炙甘草、粳米。生石膏用量比较大，40克。我还进行了加减，还加了个蝉衣，看她舌苔有点厚，又加了个芦根，一共就6味药。第二天晚上病人就退烧了。而此前这个病人在这家大医院里，因为有四肢关节疼的症状，被诊断为疑似类风湿，又疑似红斑狼疮，查来查去也没有给她确诊。我去看的时候，就按中医的辨证论治去治疗，就是阳明病里热，用了中药以后患者很快就好了。医院的大夫对病人家属说，你们把方子拿给我们看看，看用什么样的中药把我们几十天解决不了的问题给搞定了。他们拿过方子一看，就这几味药啊，中医真挺厉害！

白虎汤这方子是阳明病里热证的一个主要方剂，有不恶寒，但恶热，絷絷汗出，大热，脉洪大等这些个症状。这个方子临床用得比较多。

少阳病（半阳证）——小柴胡汤证：凭脉如何推断出患者的多种症状？

患者情况：脉弦滑，三脉俱弦，关脉独旺，脉在一条线上，上中下都有，这叫弦脉。再往下轻轻一使劲，两头轻了，中间还是弦得很厉害，叫"关脉独旺"。舌苔薄白。

患者自述：昨天感觉不太舒服，也说不上哪儿不舒服，昨天晚上就很奇怪，以前睡觉都是一挨着枕头就睡着了，平时睡眠很好，但昨天晚上居然第一次在睡觉的时候，一会儿一醒，一会儿一醒，口苦，口奇苦，平时很少这样。

学生甲：老师，我们先摸一下这位患者的脉，您给评点一下，感觉像是沉、滑。

学生乙：沉、弦、滑。

医生：沉倒不沉，这脉哪儿沉哪？你轻轻一搭就有了，中取就很明显，哪儿有沉脉啊？弦滑脉。（对患者说）你最近有什么着急的事儿啊？

患者：好像没什么事儿。

医生：心里有点起急。

患者：有点急，事儿倒没事儿。

医生：摸这种脉，就知道你心里起急，"三脉俱弦，关脉独旺"，这种脉的人心里肯定起急。你碰到这样的病号，男患者也好，尤其是女患者，"三脉俱弦，关脉独旺"，你就可以问问：起急了吧？

注意，有些人看起来很平和，特别是有些人修养好，表面上看着特别平和，其实可能在心里非常急。这是内紧外松，你摸脉你能摸出来。关脉独旺就是鉴别方法。

当然，还有的人是三脉俱旺，这样的人一看就是风风火火的，一看就是个急脾气。

学生甲：弦吗？

医生：怎么不弦啊，这不是端直吗，你看看这是不是端直？！"弦脉条条端直长"嘛。

学生乙：怎么体会这个弦脉？

医生：弦脉，这个人是三脉俱弦，你看，上下都有，你中取上下都有，它在一条线上。上中下都有，这叫弦脉。再往下轻轻一使劲，两头轻了，中间还是弦得很厉害，叫"关脉独旺"，说明患者心里有着急的事儿。

伸舌头我看看。你看舌苔薄白嘛。

医生：关脉独旺，睡眠不好，口苦咽干。

看这种病运用直线思维就可以了，少阳之为病，口苦咽干目眩，脉弦，脉证相合，小柴胡汤就可以了（可以加首乌藤即夜交藤30克）。

学生：生牡蛎呢？

医生：不要用生牡蛎。

学生：为什么？

医生：生牡蛎它是镇静安神。狂躁、汗出、易怒、烦躁，这时候可以用生牡蛎，而这位患者没有这些症状，单纯用一个首乌藤就可以，用于安神、入睡。

学生：是不是用酸枣仁也可以？

医生：不要用酸枣仁，为什么呢？虚证用酸枣仁，这个患者不是虚证。他是因为少阳之热，上冲头脑，引起的夜寐不安。这个热是少阳之热，而非虚热。

学生：口苦，如果不口渴就不用加生石膏吧？

医生：他口不渴，加什么生石膏啊。口干用生石膏，而口渴加生石膏没有用，生石膏不止渴。你看看白虎加人参汤，对于渴，得人参和石膏配着才止渴呢，人参止渴。

学生：你干吗不问这个患者别的症状就直接辨证开方了？

医生：抓主症，不用问别的。你看我有那么多废话吗？我看病的时候，有的病人一句话都不说。

学生：你有没有可能漏掉一些重要症状？比如说像表证、小便利不利等，如果小便不利，光解表是误治啊。

医生：不是我妄自尊大，而是很多我必须了解的症状，我通过看舌、摸脉、望诊等能直接诊断出来，所以，就把问诊省略了。比如说，判断有没有表证，你摸脉还摸不出来吗？

像这位患者，他既不发热，也没有寒热往来，你为什么用柴胡剂？"但见一证便是"，有口苦，关脉独旺，有脉弦，睡眠不好，就可以了。

小柴胡汤本身有半夏就能安眠，另加一个首乌藤，吃完肯定有效，能睡着觉。

学生：首乌藤是单纯安神的？

医生：就是单纯的安神药，帮助睡眠的药物。

学生：古人书写的结论，都是定法，用到当代人的身上怎么样能用活呢？比如说小柴胡汤的主治，定论是"口苦咽干目眩……"，但是，没有口苦、没有咽干，小柴胡汤可以用吗？

医生：也可以用！《伤寒论》上讲"伤寒，脉弦细，头痛有热者，小柴胡汤主之"。这已经告诉你了，没有口苦，也没有咽干，也可以用小柴胡汤。

你们想想，可不可以用？偶尔发热的，没有口苦咽干也可以用。黄疸，小柴胡汤也可以用。

经方是活的量化，不是死的量化。比如，小柴胡汤证，可以治无数的病，只要显示出小柴胡汤证，这是精确的灵活的量化。感冒、发烧、肠胃病、呕吐、下利，只要出现小柴胡汤证，用小柴胡汤就好使。这是不是量化？这是准确的量化。只要在这个证上，不管什么病，头晕、头痛，都可以用，用上就好使，这是不是最准确的量化？

太阴病（里阴证）——四逆汤证：面对多年遍寻名医无法治愈的牙龈出血症。

某病人，男，45岁。糖尿病、高血压，吃降压药也不行，血压也高，低压也高，主要是低压高。高血糖15.6mmol/L，然后长期腹泻，一天五六次，腹泻很多年，面色灰暗，舌质淡，苔特别少，脉沉细。长期牙龈出血，每天早上起来刷牙的时候嘴里先出一口血。口不干，有时候肚子不舒服，有时候隐隐作痛。腹部不适，而不是胃脘不适。

医生：（对学生说）上面这个病例，请你们自己独立思考该如何治疗。

学生：这个患者患病多长时间？有一年？

医生：6年。

学生：口干吗？

医生：没有。

学生甲：寒证？胃脘部不适吗？

医生：他就是肚子不舒服。不是胃，而是肚子不舒服。

学生甲：上热下寒？

学生乙：太阴病，用理中汤。

医生：一看牙龈出血很容易就考虑为有上热，这个疾病的表现是个热病。以前也有医生看过，清热啊，脾虚啊，补气啊，气能摄血啊，补中益气啊，可是，都没能取得很好的效果。

所以，要继续深入思考。腹泻是15年的太阴寒证。这是个"寒热错杂"症状。或者是上热下寒，或者是真寒假热。

出血的原因很多，其中，胃气虚了，就固不住血液，它收不住，中医讲"脾统血"，其实是胃气，胃气虚了。你看好多胃出血的病人，《金匮要略》里面很多用理中汤，为什么用理中汤？就是恢复胃气，让他自己行气行血的功能恢复了，它气血自止。这是真正的虚证，这个人看中医的时间很久了。

胃气自固，气血自收嘛！患者腹内拘急，他肚子疼，下利。他这个下利是由于胃气不足，而牙龈出血，是胃气不足而上溢的那种血，不是个热证，或者说，是里寒迫出虚热。

虚阳外越，这是个虚证。阳脱于外，则外有热，灼伤阴络，夜间出血（晚上嘴里出血），实际上，里气足，寒气去，其病自止。

学生乙：那么，太阴病，用理中汤。对吗？

医生：不对，理中汤是理在中焦，他是肚子不舒服，腹部不适，不是胃脘不适。理中汤是下利、有痞满（心下痞硬），而他没有；理中汤的下利，有时候还有胃怕凉，他也没有（胃中冷，胃中虚冷，他也没有）。这是典型的太阴病四逆汤证，病已发展到下焦。

学生甲：我明白了，老师您的体系里的太阴病为"里阴证"，既包括病在中焦（如理中汤），也包括病在下焦（如四逆汤）。您体系中的少阴病为"表阴证"。

医生：你理解得对！《伤寒论·厥阴病篇》353条："大汗出，热不去，内拘急，四肢疼，又下利厥逆而恶寒者，四逆汤主之。"辨证的要点，一个是下利，一个是腹内拘急，还有四肢疼、热不去、大汗出这3个症是在一起的。

学生：这3个症是什么？

医生：这是真寒假热，是吧？里边虚，虚阳外越，这是个虚热症状，而不是虚热证。凉药一点都不敢用的，是不是？这3个症状是在一起的，辨证要抓主症。如果医案中，这个病人也有四肢疼痛、大汗出、热不去，这说明是个很典型的症状，和《伤寒论》条文完全一致。不过，在这个医案中，这个病人没有这3个症状，就有一个内拘急，又下利，我就抓住两条，一个是下利不止，一个是肚子疼（少腹不适），用上四逆汤后病就好了。

这就是说，学习《伤寒论》，要抓字外的意思。如果你不能够看出，这个患者又没有汗出，又没有热不去，但是它可以换化。这个虚阳外越的虚热症状，不一定是"汗出、热不去、四肢疼"啊，这个牙龈出血也是热啊，但具体属于哪种热（实热证、虚热证、真寒假热等），这就要"读书于字外求之"。

用四逆汤原方，7剂药，6年的牙龈出血没了，血一点都不吐了，腹泻止住了，血糖从15.6mmol/L左右一下子降到6.1mmol/L，血压也正常了。

学生：四逆汤原方？

医生：一味药没加，就这3味药。

学生：附子用几克？

医生：附子用了8克，干姜用了6克，炙甘草用了10克，就这3个药，我一味药都没加。

正好那天有位中医主任在那，说你怎么用这个药，我看牙龈出血是个热证，我要是治疗的话，就得用石膏、白茅根。

正好我第二次出诊，他就又来了，专门问我怎么样了，我说你问病人吧。病人告诉那位主任，多年的牙龈出血疾病终于得到了有效治疗。

学生：运用四逆汤治疗阴证，您用得多吗？

医生：在临床上我所看的病人里头，真正阴寒的太阴证是不多见的。我把四逆汤归为附子剂，因为附子这种药，是大热之品，它既能维护人体的肾阳，又能刺激人体各种沉衰的机能，比如用四逆汤治心衰，其实就是要让患者沉衰的心肌恢复力量。为什么四逆汤下去后，有的病人的心脏就能恢复过来？因为这个汤剂就是让病人肌肉的力量恢复，刺激沉衰的机能恢复过来，这是四逆汤很大的一个功能。像有个糖尿病人，用其他的药不好使，我就用附子，大量用附子，用八味地黄汤，下去效果就很好。

纯粹的四逆汤方子，我到现在为止用的不是很多。

科技部的一个老人，76岁了，从冰箱里拿出东西就吃，吃完了感觉肚子不舒服，一晚上拉了五六次，还感冒了。舌苔白，不厚，脉沉细无力。

开始我给他用半夏泻心汤，不见效；用附子粳米汤，也不行，效果还不行。

后来我考虑，直接从冰箱里拿出来东西吃，一晚上拉了好多次，那真是寒邪直中啊。是寒邪直入太阴，肛门收不住了，纯粹是个寒利。

这时我就考虑用四逆汤。结果有效，然后一直用四逆汤，用了两个礼拜病就好了。

少阴病桂枝加附子汤证：一剂药治愈老中医科主任的高烧。

北京某医院的一位老中医科主任，70多岁了，高烧烧得说胡话，发热恶寒，骨节疼痛，恶寒得厉害，盖好几条被子，没有汗出，仔细询问，还是微微有汗。

我用桂枝加附子汤，一剂药就退烧了。

桂枝加附子汤的发烧，小便难，四肢疼，然后微微有汗，不是一点汗没有，而是微微有汗。这个时候冷得厉害，盖3床被子都不行，是个里边的真寒啊。真寒假热，一定要用附子从里边温里，让寒出来，烧才能退。表是开的，微汗，所以用桂枝加附子汤；表不开无汗，你可以用麻黄附子细辛汤，或者麻黄附子甘草汤。麻黄附子细辛汤是恶寒、无汗。而且麻黄附子细辛汤发烧通常不会超过38℃。

学生：麻黄汤也能治这种情况，您为什么不用麻黄汤啊？

医生：那个患者恶寒得厉害，是从里边冷。恶寒得厉害，是阴证。你去看看这个《伤寒论》第11条，你去看看去，"病人身大热，反欲近衣者，热在皮肤，寒在骨髓；身大寒，反不欲近衣者，寒在皮肤，热在骨髓。"

学生：桂枝加附子汤的证是什么？

医生：桂枝加附子汤可以用来退高烧，退高热，阳虚漏汗，汗出多，恶寒，四肢疼，怕冷，冷从里边来的，盖着3床被子都觉得怕冷，还发烧。

学生：身上关节疼，桂枝汤也身疼痛啊，麻黄汤也身疼痛啊，大青龙汤身上疼得更厉害，柴胡桂枝汤也疼啊？怎样鉴别呢？

医生：要从其他方面来进行类证的鉴别。

桂枝汤脉浮缓，麻黄汤脉浮紧，大青龙汤证的脉一摸绝对是浮紧脉。

麻黄附子细辛汤脉沉。桂枝加附子汤脉也沉，不是浮脉。这都是实实在在的从临床得来的经验。

你碰到心动过缓了，直接用麻黄附子细辛汤，用上去就有效，告诉你，这都是我经验的总结，灵光闪现所得啊。

厥阴病（半阴证）——柴胡桂枝干姜汤证：看东西变形之疑难怪病的诊治奥秘。

有个女孩子，大概二十六七岁吧，她眼睛看东西就变形，看遍北京各大医院，也没有办法。对于这个疑难怪病，我的原则是"咬定六经不放松，任尔东南西北风"。她胁下痛，胁下胀满，口苦，大便偏稀，舌红少苔，脉弦细。当然她那个大便稀不是溏泄，一天拉两三次不是溏泄，不是下利无度的那种情况。

我给她用柴胡桂枝干姜汤。基本上好了，看东西不变形了，中医看病，"有此证用此方"，她有柴胡桂枝干姜汤证你才能使，不是此证用此方有害无益。

柴胡剂分两种情况，从阳（热）、从阴（寒），有阴阳进退之机。

从阳证则是热证，小柴胡汤主之（热在半表半里）；从阴证就是柴胡桂枝干姜汤。

半表半里阳证，就是小柴胡汤；半表半里阴证，就是柴胡桂枝干姜汤。

柴胡桂枝干姜汤治这个病是寒热错杂之机：上面有热，口苦、咽干、胸闷、气短，有心烦，有胸痛，有但头汗出；然后下面有里证，里证的太阴有寒证下利，腹胀，"日落西山腹胀起"，这是柴胡桂枝干姜汤一个典型的症状。

所以说用这个方子的时候，那真得有从阳从阴之机，既有热化又有从阴之机，才能用柴胡桂枝干姜汤。这是个好方子，能治很多很多病。

学生：柴胡桂枝干姜汤的用法我还是有些困惑，到底怎样才算是上热下寒？

医生：柴胡桂枝干姜汤不一定有口干，不一定有口苦，上热出现的症状也不一定有口干、口苦，上热的表现除了口干、口苦，有时候还可以出现头晕，有时还可以出现胸闷气短，你还要看脉象。

学生：那您的辨证要点是什么？

医生：柴胡桂枝干姜汤，为阴阳进退之机嘛，它就是从阳治阴、从阴治阳的问题。

柴胡桂枝干姜汤证，往往有时候有气短憋气，还有一个就是腹胀，再一个是大便稀；如果没有大便稀，出现胸闷气短，或者是有头晕目眩这也可以。

胸闷气短属于上热夹气上冲的情况。柴胡桂枝干姜汤，方中有桂枝，气上冲嘛。有时候是胸闷气短很厉害，非常厉害。

方中有干姜、甘草，说明有时候还会出现什么症状？下肢凉，胃气不鼓动。你看方中有甘草、有干姜，恢复胃气，就是恢复胃的津液，让谷气往下流。《伤寒论》110条："其人足心必热，谷气下流故也。"

柴胡桂枝干姜汤证会出现两类情况：

第一种情况就是胸闷气短（胸闷得很厉害），舌质淡或者舌质红，下面大便溏泄，而且有时候还肠鸣。最典型的症状就是腹胀，"日落西山腹胀起"，白天好一些，一到天黑肚子胀得像鼓似的，大便溏泄。这个时候呈现出一个什么证呢？寒热错杂中包含有太阴证的症状，太阴证才有腹胀、腹泻。所以这时候用药的时候，药量你要有讲究，黄芩一定要量少，干姜一定要量大（如果患者有舌苔，可以加茯苓、杏仁等）。

如果说这种情况没有，出现另外一种情况，就是所谓的大便干结。这个大便干结，也是大便干，但它不是阳明腑实的那种"痞满燥实坚"，不是，而是大便难、费劲，但是能解出来。这个时候干姜可得少量用（干姜用量大了，疾病可就真的变成阳明腑实了），花粉用量大点。黄芩可以用到六七克、七八克（如果腹泻，黄芩用到三四克、四五克就可以了），用完了以后就有效。因为热在于上，它可以清上面热；如果患者舌红，大便干结，花粉这个药有滋润的作用，它能让大便缓下。但是花粉跟干姜又成了一个对角之势。不过，少用干姜能温化水湿，也能促进肠胃蠕动，少用，两克、三克，这个时候大便也能下来。我们要注意：上边有发热、口苦症状，有时候肚子是凉的，你别看他大便干，有时候他肚子还是凉的。

我用柴胡桂枝干姜汤治了大量的疾病，冠心病、房颤、心绞痛、慢性胃炎、萎缩性胃炎、肠炎，还有神经关节性疼痛、神经游走性关节疼痛。柴胡桂枝干姜汤很好用，但你得是这个证，比如，有胸闷气短，有大便溏泄，但他主要表现的症状是关节疼痛，或者是髋关节疼痛，用上就好使，可以加上一些鸡血藤之类。

目录
CONTENTS

第一部分　六经病

第二部分　合病并病

六经病

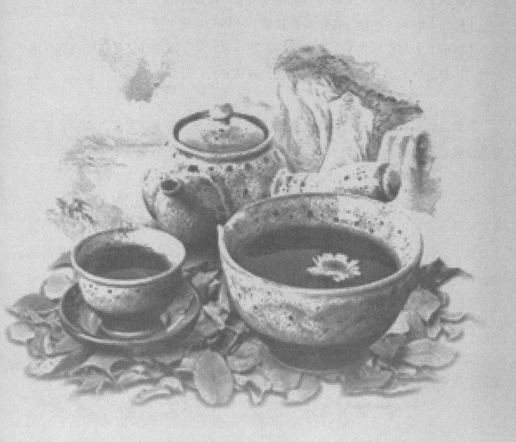

第一章　太阳病

第一节　太阳病"表实"

麻黄汤《伤寒论》

【症状】恶寒发热，头身疼痛，无汗而喘，舌苔薄白，脉浮紧。

【药证】麻黄、桂枝、杏仁、炙甘草（外感风寒表实证）。

【解析】太阳伤寒表实，肌表腠理不开，里气实，麻黄汤证是机体抗邪外出之时，正邪交争于体表的具体表现症状，麻黄开表，汗出而愈。临床验证，效如桴鼓。

麻黄汤证，就是太阳病伤寒表实证。什么是伤寒表实？就是邪气在表，正气里面也盛，表也实。怎么个"实"？风寒闭实。闭实，正邪在体表斗争。但是，肌表腠理不开，里气抗邪外出的时候，这时候病人的症状是最明显的。

为什么说太阳病是阳性证呢？就是正邪交争于体表的表现。里面的邪气——热想往外来，就想把寒气顶出去，但是表就是不开。《中医基础理论》提到，寒主凝滞、主收引。表如果开不了，里面怎么顶也顶不出来。这也正好说明中医治病的自然之机，借着这个机会，用麻黄把表开开。人体修复疾病到底是怎么修复呢？麻黄汤证，里面并不弱，外面开开了，自己就把邪气顶出来了。怎么个顶法呢？就是汗出而解。

有些名老中医不提"风寒"这个词，但是，麻黄汤证这个病，一定是从外边来的。太阳病尤其是麻黄汤证，不可能从里面而来。要是从里面发的，一定是阳明病。麻黄汤证肯定是从外而来，由外寒、外风引动疾病。表闭不开，里面正邪使劲往外顶，两者打得越厉害，发烧就烧得越高，身上就越难受。

麻黄汤的表现主要为两类：一是以身疼痛为主，头痛、身痛、骨节疼痛，但是，发烧可能不高，这时用麻黄汤也是汗出而愈；二是出现高热、头痛、身痛、骨节疼痛，这时候一定要汗出而解。

用麻黄汤必须注意：不是高热的时候，也可以用麻黄汤。但要辨证准确，麻黄汤证的脉一定是浮紧。绝对不可能脉浮弱、浮迟等等。一定是正气抗邪旺盛，才有麻黄汤证的具体证候。

所以，太阳主表，这个表，从头到脚后跟都是，所以才头痛、身痛、腰痛、骨节疼痛。

三拗汤《太平惠民和剂局方》

【症状】鼻塞声重，语音不出，咳嗽胸闷。

【药证】麻黄、杏仁、炙甘草（外感风寒，肺气不宣证）。

【解析】这个方子乃麻黄汤去掉桂枝，教材云"主治风寒袭肺的咳喘轻证"。但如果上述症状（鼻塞声重，语音不出，咳嗽胸闷）而又脉浮紧，就是麻黄汤证，此时若去掉桂枝，三拗汤的解表之力则显稍弱，我的观点是：单用麻黄而不用桂枝恐怕不一定效佳。

荆防败毒散《摄生众妙方》

【症状】疮肿初起（疮疡、瘾疹）。红肿疼痛，恶寒发热，无汗不渴，舌苔薄白，脉浮数。

【药证】羌活、独活、荆芥、防风、川芎、柴胡、前胡、桔梗、枳壳、茯苓、甘草（即败毒散，去参、姜、薄，加荆、防）（外感风寒湿邪而正气不虚之表证）。

【解析】本方所示症状为：恶寒发热，无汗，脉浮数，乃属表实无汗。若以六经辨证，可径用发汗力强的麻黄汤。

上述症状（恶寒发热，无汗不渴，舌苔薄白，脉浮数），亦与小柴胡汤合麻黄汤机理符合。若热盛，再加石膏；如果还有咳嗽咽痒等症状，再合上半夏厚朴汤。

当然，我们也要思索：为什么《摄生众妙方》弃发汗之麻黄不用，而用他药呢？荆防败毒散侧重于外感风寒湿，而麻黄汤则侧重于外感风寒。其中的差异，在于"湿"字。倘若无湿，何妨径用麻黄汤？

荆防败毒散这个方子，常用于治疗慢性肾炎，取其开鬼门、洁净府之意，也就是越婢汤之意，亦可用越婢加术汤。当然，要辨证论治，不是对所有的肾脏疾病都有效。我治疗肾病，麻黄附子细辛汤、柴胡桂枝干姜汤，还有白通汤，皆可针对不同的证型而用。

羌活胜湿汤《脾胃论》

【症状】肩背痛不可回顾，头痛身重，或腰脊疼痛，难以转侧，苔白，脉浮。

【药证】羌活、独活、防风、藁本、蔓荆子、川芎、甘草（风湿在表之痹证）。

【解析】羌活胜湿汤也是太阳病，太阳病风寒夹湿在表之变方。用于项背及腰背疼痛，疗效肯定。

羌活胜湿汤与麻杏薏甘汤的不同之处在于，麻杏薏甘汤是一身包括关节都痛，而且因为内有湿气，可以出现脉沉，可以出现脉滑，也可以出现脉沉细等等，都有可能出现。羌活胜湿汤主要是以后背痛、脉浮为主，是真正的湿气夹寒气在表。羌活胜湿汤在《医宗金鉴》里叫做通背防风汤。我觉得这个名字比羌活胜湿汤要好，这个方子主要治后背痛。从项到背到腰，疗效最确切。如果一个患者，项背疼痛，葛根汤、桂枝加葛根汤、瓜蒌葛根汤等都不对证，而且舌苔厚腻者，就用羌活胜湿汤，当然也要用到加减法。加减法具体看《医宗金鉴·杂病心法》。我用这个方子，加减法就从那里来的。

你们只要把《伤寒》《金匮》两本书看明白了，以这两本书为基础往外放射，就能够兼收并蓄，对后世的医书，就很容易采取"拿来主义"。

杏苏散《温病条辨》

【症状】恶寒无汗，头微痛，咳嗽痰稀，鼻塞咽干，苔白脉弦。

【药证】苏叶、生姜、甘草、大枣、陈皮、半夏、茯苓、前胡、桔梗、枳壳、杏仁［外感凉燥证（或外感风寒轻证），肺失宣降，痰湿内阻］。

【解析】本方所示症状（恶寒无汗，头微痛，咳嗽痰稀，鼻塞咽干，苔白脉弦），依伤寒法就是葛根汤合半夏厚朴汤。

完全把《伤寒》理弄明白以后，你们可以多看看《临证指南医案》，《临证指南医案》百分之七十是经方加减。即便不用经方加减，也是依《伤寒》法用药，用药规律不会变，那才是真正的大家。叶天士的《临证指南医案》没有那么多废话，因为都是从《伤寒》中来的，《临证指南医案》前面有句话："若想金针幽渡，全凭叶案搜寻"，有道理！

川芎茶调散《太平惠民和剂局方》

【症状】偏正头痛，或颠顶作痛，目眩鼻塞，或恶风发热，舌苔薄白，脉浮。

【药证】荆芥、防风、川芎、薄荷、细辛、白芷、羌活、甘草、绿茶（外感风邪头痛）。

【解析】此方乃太阳病之变方，于临床验之，对风寒有表证的头痛、遇风加重者，确有其效。这个我试过，一侧头痛，或者是全部头痛，只要说是见风就加重，这个方子确有其效。为什么？里面有细辛，有羌活。而且川芎这个药，一定要重用，重用效果会更好。这个方子里面有茶，可以自己放一点。

茶这个药，尤其是绿茶，本身就能上解其热、疏风、明目等。我有个朋友，有一次嗓子特别疼，内热起来了，我让他喝绿茶，大约一个小时，他说：嗓子不疼了。茶也可以治病，也可以解毒。

川芎茶调散，细辛、羌活、荆芥、防风，都是一些发散之品，发散之中有通之意。受了凉，那么人的疼痛就不一样，而且越到天冷的时候，疼得越厉害，越遇冷越厉害。所以，凡是有发散之意，则与表证太阳病同出一理。麻黄汤发汗，是因为有高烧，有身痛。川芎茶调散，就是单纯头痛、鼻塞，也有点外感的症状。所以，这个方子就是补了太阳病的不足。专门治头痛。这个方子确有其效，这都是验证过的。

菊花茶调散《丹溪心法附余》

【症状】偏正头痛，或颠顶作痛，头晕目眩。

【药证】荆芥、防风、川芎、细辛、白芷、羌活、薄荷、甘草、绿茶、菊花、僵蚕、蝉蜕（川芎茶调散加菊花、僵蚕、蝉蜕）。（风热上犯头目）

【解析】本方是太阳病的变方，风寒束表，聚于头项，头乃诸阳之首，故当头痛。观其药物多辛散之品，临床验之颇效。

第二节　太阳病"表虚"

桂枝汤《伤寒论》

【症状】恶风发热，汗出头痛，鼻鸣干呕，苔白不渴，脉浮缓或浮弱。

【药证】桂枝、白芍、炙甘草、生姜、大枣（外感风寒表虚证）。

【解析】本方为伤寒第一方，内可滋液养胃，外可发汗解表，依法加减，变证百出，非为解表一功。既能和胃，又能解表。桂枝汤证的加减法太多了，桂枝去桂汤、桂枝加桂汤、桂枝去桂加茯苓白术汤、小建中汤、桂枝加芍药汤、桂枝加芍药大黄汤等等，都是桂枝汤的加减。所以，这个方子成为经方第一方，言不为过。

桂枝汤不光能解表，外证未解，也可以用。服用了麻黄汤，脉浮紧没有了，但是表证外证还在，这个方子还可以用。但是，不能尽言表虚。因为桂枝汤还能治里证，亦可为纯太阴病，本身在太阴篇就有"太阴病，脉浮者，桂枝汤主之"。不过，这是针对与葛根汤的对比而说的。

葛根汤，里面不虚，外边实，所以用葛根汤，麻黄开其表。

而如果太阴病，用麻黄就麻烦了。可以用麻黄附子细辛汤、麻黄附子甘草汤，但如果单用麻黄（而不用附子）就不对了。

葛根汤证的下利是热利。"太阳与阳明合病，必自下利，葛根汤主之。"一发病，既有太阳病，又有阳明病，阳明病的热直迫大肠，导致下利。这个热，用发汗的方法，由表而解。邪气从里面解了，热也透出去了，利也止了，表也解了。

但桂枝汤就不是这样，桂枝汤治疗下利，必须是里面津液不和、胃气不和、无力鼓动的时候，服桂枝汤要喝粥，符合太阴病虚寒养胃之说。

请注意，桂枝加大黄汤、桂枝加芍药汤，这两张方子不能放入太阴病。这跟太阴病的提纲证不符合，太阴病是腹满而吐、自利益甚，不可下。桂枝加大黄汤，跟太阴病的提纲证正好相反，而且桂枝加大黄汤条文前面还有"本太阳病，而反下之，腹满痛者，桂枝加芍药汤主之；大实痛者，桂枝加大黄汤主之"，太阴病是虚是寒，为什么用大黄？如果说桂枝加芍药汤归入太阴病或许还有说得过去的地方，那么，桂枝加大黄汤归入太阴病是绝对说不过去的。

有人说把桂枝加大黄汤归入"太阴和阳明合病"，我认为恐欠妥当。桂枝加大黄汤似乎应该归属太阳病，或者说是太阳和阳明合病。——为什么呢？太阳病用汗法，桂枝加大黄汤条文前面也提到"本太阳病"，太阳病就应该用汗法，"而反下之"，下之就是虚其里，伤胃气，损津液，所以才说腹挛急，才说胃挛痛，这个"腹挛急，胃挛痛"和太阴的"腹挛急，胃挛痛"不是一回事儿。太阴病的"腹挛急，胃挛痛"是个虚证。桂枝加芍药汤归到太阴病还有情可原，而桂枝加大黄汤归入太阴病就绝对不对了！"大实痛"重点是个"实"字。实则肯定有满有实，肯定还有大便不通的地方。

所以，桂枝加芍药汤、桂枝加大黄汤，最好放入太阳病，作为桂枝汤的加减法，属于太阳病的权变证，算是还没有完全转变成阳明病前出现的一个证候。要不然的话，放到太阴病里说不清楚啊。

有学生提出困惑：无汗的时候，也可以用桂枝汤啊。

应该说这是桂枝汤与麻黄汤一阴一阳的表现。桂枝汤证最好是有汗。若无汗，必须是脉浮缓而绝不能脉浮紧，桂枝汤证还可出现脉浮细。桂枝汤"阳浮而阴弱"，弱就不一定完全是缓，比如说虚人，长期有胃病，长期身体不好的人，得了桂枝汤证，不一定脉浮缓，很可能出现脉浮细，所以，《伤寒论》里的每个脉证，都是活看的。

《伤寒论》中的"脉证并治"，一个脉，一个证，比如，太阳病靠什么判断？就是脉和证，这个证是什么？望闻问三诊所得的具体表现。

所有疾病，肝炎、肾炎、肿瘤、心脏病等等，都有可能表现为太阳病，都可以从脉（脉浮）、证（头项强痛而恶寒）两个方面来判断。当然，万病也都可能表现阳明病、少阳病、太阴病、少阴病、厥阴病。——这才是中医看病的不传之秘啊。

脏腑辨证把疾病概括到脏腑上，从仲景学说来看，对于心肝脾肺肾所表现出来的一切外在表现，都可以以"六经"的形式出现。这个发明真是不得了啊。所以，学习中医，必须掌握六经，如果仅仅掌握脏腑，就不够全面，就有可能一说肾病，你就奔着六味地黄汤去了。没准这个肾病是个麻黄汤证啊。肾炎的高热不退，没准还是个大青龙汤证呢。我曾经治过一个肾炎的患者，高热不退，41℃，就是一剂大青龙汤，第二天，高烧退了，肾病的各项指标也正常了。——所以，我把话给你们说透了，这才是真正的中医不传之秘！一切从"证"入手，六经之间的合病，合出来无穷无尽的类型啊。关于六经合病的规律，"怎么合的都有"，不仅是教材提到的三阳之间合病，也包括教材基本未提及的三阴、三阳之间的合病。

桂枝加葛根汤《伤寒论》

【症状】桂枝汤证兼项背强而不舒者。

【药证】桂枝、白芍、炙甘草、生姜、大枣、葛根（风寒客于太阳经输，营卫不和证）

【解析】桂枝加葛根汤，是桂枝汤的加减方剂，首先，必须有桂枝汤证。在桂枝汤证的基础上，有项背强几几的症状，所以，在原方的基础上，加上了葛根。但是，桂枝汤证还是很明显。怎么明显法？就是脉浮弱。表证已解，外证不去，项背强几几。这个地方用葛根，主要治疗项背。

第一种可能是：服完了麻黄汤以后，表证解了，外证未解，汗出恶风，剩下项背强几几。第二种可能是：这个病没有经过麻黄汤的治疗，一得病就太阳病项背强几几，汗出、恶风，没有麻黄汤证，直接就是桂枝加葛根汤证。这种病人里面胃虚气弱，自己无力抵抗外邪，所以脖子硬，这种脖子硬是病气直中。

葛根—能解热，能解里热，也能止利；二能止痉，也就是止项背强几几。

桂枝加葛根汤证，汗出中风，兼有里热津液伤，葛根还能养津液，所以，陈修园写道"液亡肌腠涸阳明"，就是说在津液不足的时候，又出现项背强几几，可以用葛根汤。那么，延伸出去，既有桂枝汤证，津液又不足得厉害的时候，那就是瓜蒌桂枝汤证。

既有中风表虚，又有里热津伤，项背强几几，就是桂枝加葛根汤证，既能够解中风外证，又能解除项背强几几的症状。我在临床用之速效。

第二章　少阴病

第一节　少阴病"表实"

麻黄附子细辛汤《伤寒论》

【症状】发热，恶寒甚剧，虽厚衣重被，其寒不解，神疲欲寐，脉沉微。暴哑。突发声音嘶哑，甚至失音不语，或咽喉疼痛，恶寒发热，神疲欲寐，舌淡苔白，脉沉无力。

【药证】麻黄、附子、细辛（素体阳虚，外感风寒证）。

【解析】少阴病就是外感病的阴性证。太阳病抗邪有力，可出现高热；少阴病抗邪无力，一般不会高热。麻黄附子细辛汤为什么一般不会产生高热？因为正气抗邪无力，正邪交争不那么厉害。

少阴外感，津亏血少，无力抗邪，用附子、细辛祛其沉寒，扶助正气。附子这个药，心脏不行扶心脏，肾脏不行扶肾脏，胃气不足生胃气，表虚之极还可救表，桂枝加附子汤就是真正的表虚。真正的大发其汗，呈现少阴证，皮肤腠理虚极，黄芪也不好使，必用附子才行。

本方的症状里写"突发声音嘶哑，甚至失音不语，或咽喉疼痛"，我认为除了认为是麻黄附子细辛汤证之外，也可以做另一种解读。比如说，我估计可能是有人看少阴篇里有"嗓子疼"就往上这么写，实际上，这也可以认为是少阴病的衍生症状而非原本症状。也就是说：麻黄附子细辛汤的"嗓子疼"也可以是少阴病迅速化热，津亏血少，热往上来就是咽喉不利，即桔梗甘草汤、半夏散及汤证；热往下去就是大便不利，自利清水，就是"少阴三急下证"。少阴病可迅速化热，阴病转为阳性证，是可以死人的，就好像阳明病可以转为阳明三急下证，也可转为太阴病。

太阳病可以往阳明转，也可转少阳，过度发汗也可转为阴性证，桂枝加附子汤就是，四逆汤也是。少阴也是这个规律，正常应转入太阴、厥阴，如果迅速化热，津亏血少，转入阳性证，也是可以死人的。三急下证出现目睛不了了，津亏液亡，人也会死。阳明病热重伤阴，也会出现撮空理线、神昏谵语等危重证候。

麻黄附子甘草汤《伤寒论》

【症状】恶寒身疼，无汗，微发热，脉沉微者；或水病身面浮肿，气短，小便不利，脉沉而小。

【药证】麻黄、附子、甘草（少阴阳虚，外感风寒）。

【解析】少阴病之初，里证未现，恶寒身痛，汗出即愈，是少阴正治之法，本方比麻黄附子细辛汤证轻。麻黄附子细辛汤的沉衰寒气要重一些。

有人说，麻黄附子细辛汤是太阳与太阴的合病（即传统的"太少两感"），这种说法对吗？

我认为这种说法当然也自有道理，但我更倾向于把"少阴病表阴证"独立出来阐释。太阳病是正气抗邪于外，正气特别旺，正气不虚，这时候，正邪交争得厉害。少阴病是正气已衰，津液已衰，血液不足，津虚血少，无力抵抗外邪，少阴病也是外感啊，也有外邪啊。所以，麻黄附子细辛汤第一祛其沉寒，第二是恢复里面的正气，迅速扶其正气、扶其胃气。要不，就陷入太阴病。太阴病多死证，之所以提醒在少阴病死证居多，是因为少阴病容易迅速转入太阴病啊。

有人说，里虚也是太阴啊，麻黄附子细辛汤不也有里虚吗？

可别忘了，麻黄附子细辛汤虽有里虚，可不是纯太阴啊。太阴篇特别短少，是因为死证、重证都放入少阴篇讲了。老年人发烧37.5℃，肺部感染死亡的情况很多，或出现赤痢、红痢的时候，病看似并不严重，但人死亡了，少阴很容易与太阴同时发病啊，因为少阴津虚血少，无力抗邪，容易直入太阴，所以迅速导致肺部感染而引起死亡。很多老人都这样，所以，必须用附子。

单纯的少阴病，麻黄附子甘草汤好使，如果病重一些，就用麻黄附子细辛汤。

有人问：麻黄附子细辛汤合并太阴病可不可以？

当然可以啊，下利不止，常碰到这样的情况啊，麻附辛再合理中、四逆。

第二节　少阴病"表虚"

再造散《伤寒六书》

【症状】恶寒发热，热轻寒重，无汗肢冷，倦怠嗜卧，面色苍白，语声低微，舌淡苔白，脉沉无力或浮大无力。

【药证】桂枝、白芍、生姜、甘草、大枣、附子、细辛、羌活、防风、川芎、生黄芪、人参（阳气虚弱，外感风寒证）。

【解析】单看症状，"恶寒发热，热轻寒重，无汗肢冷，倦怠嗜卧，面色苍白，语声低微，舌淡苔白，脉沉无力或浮大无力"，我个人认为可分为两层：

前半段"恶寒发热，面色苍白，语声低微，舌淡苔白，脉浮大无力"是桂枝加附子汤证；

后半段"热轻寒重，无汗肢冷，倦怠嗜卧，脉沉无力"是麻黄附子细辛汤证或麻黄附子甘草汤证。

一证两方，方为正治。《方剂学》教材言再造散"助阳解表之中，兼有益气健脾、调和营卫之功"。

严格意义而言，《伤寒论》中的桂枝加附子汤，乃是少阴病表虚之代表方。无汗者，可用麻黄附子细辛汤，有汗者可用桂枝加附子汤。可惜《方剂学》教材未能收录。而《方剂学》教材的再造散，则是少阴病"表实兼表虚"的组合方剂（麻黄附子细辛汤加桂枝加附子汤）。

第三章　阳明病

第一节　阳明病"里实"

升麻葛根汤《太平惠民和剂局方》

【症状】麻疹初起。疹发不出，身热头痛，咳嗽，目赤流泪，口渴，舌红，苔薄而干，脉浮数。

【药证】葛根、芍药、甘草、升麻（邪郁肌表，肺胃有热）。

【解析】所谓麻疹之初，当是阳明里热夹热而迫邪外发之证候。葛根本有解热之功，升麻也有解毒之效，芍药、甘草祛热而护阴。此方应归为阳明病，而非太阳阳明合病。

麻疹初起，辨证施治不离六经。后世的斑疹痧痘大多都是由里热而来，只不过因轻重不同而治法有异而已。虽然完全属于表证太阳病的情况也有，但并不多见。升麻葛根汤没有表证但有表之症状。

痘疹之说在清代比较多，特别在温病著作提及较多，但不失六经的规律。我看到的痘斑疹痧以里热阳明病居多。

竹叶柳蒡汤《先醒斋医学广笔记》

【症状】痧疹初起，透发不出。喘嗽，鼻塞流涕，恶寒轻，发热重，烦闷躁乱，咽喉肿痛，唇干口渴，苔薄黄而干，脉浮数。

【药证】荆芥、葛根、甘草、西河柳、牛蒡子、竹叶、知母、薄荷、蝉蜕、元参、麦冬［热毒内蕴兼有津伤（痧疹初起，透发不出）］。

【解析】此证实为阳明内热，兼有伤津之嫌。麻疹皆为阳明热毒而发，久有伤津之证。故不该以太阳阳明论之。阳明病伤津，所以口渴。本方的症状中有脉浮，以我的临床经验，脉洪大的情况更为多见。按照方中用知母、石膏、薄荷、西河柳、牛蒡子推断，应该是脉浮大更为精确。方中用葛根，解其里热。症状中是嗓子疼，咳嗽流泪，我觉得用荆芥意义似乎不大。而且，西河柳还是个发汗药呢。身热、头痛、咳嗽的症状和药物似乎对应不上。

总之，本方单从症状上来看，是个内热，不像单纯的太阳阳明合病。

瓜蒂散《伤寒论》

【症状】胸中痞硬，懊憹不安，欲吐不出，气上冲咽喉不得息，寸脉微浮。

【药证】瓜蒂、赤小豆、豆豉（痰涎宿食壅滞胸脘证）。

【解析】在上者，引而越之。阳明之邪，欲有上越之机，故以大吐涌泻之，此乃随机体之自然规律祛病之势也。

这是自然的规律。病邪在上，咱们中医有一句话"病在上者，引而越之"。阳明之热，就想通过呕吐而出，呕吐出来，能解这个病邪。所以说，就用涌吐之法。实乃随机体的自然趋势，让患者吐出来，吐出来就好了。汗法就是发汗，汗出了，自己就好了。本方是吐出来就好了。阳明病还有可"下"之证，下去就好了。

古人治病，汗吐下三法，是常用的。这三种方法都是顺应人体的自然之机。像柴胡剂小柴胡汤，是在人体的半表半里之间，要出来但力量不够，所以徐大椿说过一句话："小柴胡汤一方，妙在人参一味。"就是这个道理。扶助机体的正气，让机体自己把这个疾病驱逐出去。

三圣散《儒门事亲》

【症状】中风闭证。失音闷乱，口眼㖞斜或不省人事，牙关紧闭，脉浮滑实者。用于癫痫，浊痰壅塞胸中，上逆时发者，及误食毒物停于上脘等证。

【药证】藜芦、瓜蒌、防风（浊痰壅塞胸中）。

【解析】这就是涌吐法，跟瓜蒂散是一样的，就不多说了。

救急稀涎散《圣济总录》

【症状】中风闭证。痰涎壅盛，喉中痰声辘辘，气闭不通，心神瞀闷，四肢不收，或倒仆不省，或口角似喝，脉滑实有力者。亦治喉痹。

【药证】猪牙皂角、白矾（痰涎壅盛）。

【解析】此为阳明痰热之实在上，涌吐而去病也。

大承气汤《伤寒论》

【症状】大便不通，频转矢气，脘腹痞满，腹痛拒按，按之则硬，甚或潮热谵语，手足濈然汗出，舌苔黄燥起刺，或焦黑燥裂，脉沉实（阳明腑实证）；下利清水，色纯青，其气臭秽，脐腹疼痛，按之坚硬有块，口舌干燥，脉滑实（热结旁流证）；热厥、痉病或发狂等（里热实证）。

【药证】大黄、厚朴、枳实、芒硝（阳明腑实证；热结旁流证；里热实证）。

【解析】此为阳明正证之重者，有热用之下其热，无热用之下其实，实热而腹满皆可用之。"热、实、满、胀"当为辨证要眼，速下其邪，疗效可靠。

　　这个方子我要说两点：第一，是不是大承气汤都得是高热才能用？答案当然是否定的。临床上有这样的情况："燥、实、满、坚"但没有高热，大承气汤也可以用。第二，阳明病是不是一定得脉滑实？一定得脉洪大？不一定。大承气汤热闭于里，有时候出现的是脉沉滑，不是脉洪大。热闭于里了，脉就沉了，沉实脉也可以用大承气汤。

　　大承气汤多用于真正的高热时期。我用大承气汤合上调胃承气汤治疗过高热，那是一剂而热退，病人大便拉了一大盆。我还曾经治疗过一个30年的顽固性便秘患者，那就是一个大承气汤证。

顽固性便秘你得辨清楚了，便秘有阴阳两个方面。所有病性都可以导致便秘的、瘀血、津亏、实热、湿气、胃虚气热、寒证等等都可以导致便秘。任何一种病都是阴阳两个方面，任何病都可以以太阳病的形式出现，任何病都可以以阳明病的形式出现，我们当医生的要把握什么？脉证并治。这才是辨证论治真正的理论精神。

小承气汤《伤寒论》

【症状】谵语潮热，大便秘结，胸腹痞满，舌苔老黄，脉滑而疾；或痢疾初起，腹中胀痛，里急后重。

【药证】大黄、厚朴、枳实（阳明腑实轻证）。

【解析】阳明病下证之方，以"腹、实、满"为眼目，当须细审。里边有热、大便秘结。不用芒硝，以"胀满"为要眼，是胀得厉害，大便也不通。也可能有时候有腹痛，痛得也许没有大承气汤剧痛那样厉害。

调胃承气汤《伤寒论》

【症状】大便不通，口渴心烦，蒸蒸发热，或腹中胀满，或为谵语，舌苔正黄，脉滑数；以及发斑吐衄，口齿咽喉肿痛等。

【药证】大黄、芒硝、炙甘草（阳明病胃肠燥热证，胃肠热盛）。

【解析】阳明里病有热，热利者可用之，便秘者亦可用之，胃中热实而外证不见亦可用之。

这句话里面包含三层意思。第一，调胃承气汤能下阳明里热（里边的实热），还可以治疗热利，这个热利要搞清楚，是痢疾，可不是下利稀水那个利。用调胃承气汤治疗的一定是痢疾，里急后重的那个痢疾，速去其滞热。

第二，当然，便结、便干的时候，调胃承气汤也可用之。调胃承气汤里面不用枳实、厚朴，因为有热、便干，但不腹满。

还有，调胃承气汤里有甘草，用大黄、芒硝泄其热，但因为这两个药太凉了，怕伤胃气，就用点甘草，取缓下之意。大小承气汤为什么都不用甘草？因为病实而急，怕用了甘草，反而降低了药物的疗效。

复方大承气汤《中西医结合治疗急腹症》

【症状】单纯性肠梗阻属于阳明腑实而气胀较明显者（并可预防梗阻导致局部血瘀气滞引起的组织坏死）。

【药证】大黄、芒硝、桃仁、赤芍、厚朴、炒莱菔子、枳壳（大承气汤，枳壳易枳实，加炒莱菔子、桃仁、赤芍）（阳明腑实夹气滞、血瘀）。

【解析】此为阳明病内热，兼食滞夹瘀血，此证不外两因，第一，新病热盛血结，第二，病久热结血瘀。这是一个问题的两种说法。乃为大承气汤的变化而已。

看看《临证指南医案》，全是经方啊，就是加加减减而已，叶天士是真正把《伤寒论》看明白的人。

大黄牡丹汤《金匮要略》

【症状】肠痈初起，右少腹疼痛拒按，按之其痛如淋，甚则局部肿痞，或右足屈而不伸，伸则痛剧，小便自调，或时时发热，自汗恶寒，舌苔薄腻而黄，脉滑数。

【药证】大黄、芒硝、冬瓜仁、丹皮、桃仁（肠痈初起，湿热瘀滞证）。

【解析】阳明病，热实于下焦，热盛血府而为内痈，大便下不来，滞而不行，热就老在那里待着，热能把肠子烧出内痈来。凡为痈皆为热，而且拒按疼痛。

后边的清肠饮、阑尾化瘀汤、阑尾清化汤、阑尾清解汤都是后世医家所创，统统都是从大黄牡丹汤来的，就不多讲了。

清肠饮《辨证录》

【症状】大肠痈。肠痈屡发，毒甚且伴口干、舌红少津等阴伤表现者。

【药证】银花、薏苡仁、黄芩、生甘草、当归、地榆、麦冬、玄参（湿热瘀滞，且伴阴伤）。

阑尾化瘀汤《新急腹症学》

【症状】瘀滞型阑尾炎初期。发热，脘腹胀闷，腹痛，右下腹局限性压痛，反跳痛；或阑尾炎症消散后，热象不显著，而见脘腹胀闷、嗳气纳呆。

【药证】大黄、银花、桃仁、丹皮、川楝子、延胡索、木香（瘀滞型阑尾炎初期，或阑尾炎症消散后）。

阑尾清化汤《新急腹症学》

【症状】急性阑尾炎蕴热期，或脓肿早期，或轻型腹膜炎。低热，或午后发热，口干渴，腹痛，便秘，尿黄。

【药证】大黄、银花、蒲公英、生甘草、桃仁、丹皮、赤芍、川楝子（急性阑尾炎蕴热期，或脓肿早期，或轻型腹膜炎）。

阑尾清解汤《新急腹症学》

【症状】急性阑尾炎热毒期。发热恶寒，面红目赤，唇干舌燥，口渴欲饮，恶心呕吐，腹痛拒按，腹肌紧张，有反跳痛，大便秘结，舌质红，苔黄燥或黄腻，脉洪大滑数。

【药证】大黄、冬瓜仁、金银花、蒲公英、生甘草、丹皮、川楝子、木香（急性阑尾炎热毒期）。

大陷胸汤《伤寒论》

【症状】结胸证。心下疼痛，拒按，按之硬，或从心下至少腹硬满疼痛，手不可近。伴见短气烦躁、大便秘结、舌上燥而渴、日晡小有潮热、舌红、苔黄腻或兼水滑、脉沉紧或沉迟有力。

【药证】大黄、芒硝、甘遂（水热互结之结胸证）。

【解析】阳明热实，夹水于里，心下剧痛，此方快利，峻下其水，用之速效。但是这个方子我没用过。

按照《伤寒论》的理和方法，这个方应该是速效之方。药虽不多，大黄、芒硝、甘遂，不用甘草，就取峻下其水的功能。峻下其热，峻下其水。

麻子仁丸《伤寒论》

【症状】大便干结，小便频数，舌苔微黄少津。

【药证】大黄、枳实、厚朴、麻仁、杏仁、芍药、白蜜（胃肠燥热，脾约便秘证）。

【解析】阳明之实，久则热伤津液，大便秘结，但注意绝对不伴腹痛，麻子仁丸恰恰大便下不来而没有感觉，长期便秘而没有腹痛。更准确来说，麻子仁丸证大多数时候便秘而肚子不痛，无所苦急。

用白蜜、芍药，滋其阴液；杏仁通便、润下。热去液复，大便自然就通了。后世的增液承气汤即取此法，用生地、玄参、麦冬。

此方为缓下之法。此是既有阳明之实（没有完全的阳明病那么实），又有阴液不足（津液不足导致大肠干燥而大便下不来），综合而言归于阳明病。

十枣汤《伤寒论》

【症状】悬饮：咳唾胸胁引痛，心下痞硬胀满，干呕短气，头痛目眩，或胸背掣痛不得息，舌苔滑，脉沉弦。水肿：一身悉肿，尤以身半以下为重，腹胀喘满，二便不利。

【药证】甘遂、大戟、芫花、大枣［水饮实证（水饮壅盛于里，停于胸胁，或水饮泛溢肢体）］。

【解析】阳明热结于里，为峻下之品。妙在大枣一味，甘缓养正是也。方速邪去，而不伤其正气，由此可见，古人用方之妙。

十枣汤就比大陷胸汤要稍微好一些，方里用了大量的大枣，之所以用枣就是怕甘遂、大戟、芫花三味剧毒之品伤正伤得太厉害。凡是甜药皆能缓。缓什么呢？第一，缓毒药之毒性，第二，甘缓能养胃气，虽然下了但胃气不败，则其病能愈。

控涎丹《三因极一病证方论》

【症状】忽然胸背、颈项、股胯隐痛不可忍，筋骨牵引钓痛，走易不定，或手足冷痹，或令头痛不可忍，或神志昏倦多睡，或饮食无味，痰唾稠黏，夜间喉中痰鸣，多流涎唾。现常用于治疗颈淋巴结核、淋巴结炎、胸腔积液、腹水、精神病、关节痛及慢性支气管炎、哮喘。

【药证】甘遂、大戟、芫花、白芥子［痰伏胸膈证（痰涎水饮内停胸膈）］。

【解析】阳明病热夹痰水之证。怪病多发于痰，热与痰结，可上可下，可内可外。此方用之可效。

怪病多发于痰，方中白芥子，去皮里膜外之痰核，其功甚效。我用白芥子合指迷丸治过全身一按一层脂肪疙瘩的患者。

安宫牛黄丸（牛黄丸）《温病条辨》

【症状】高热烦躁，神昏谵语，舌蹇肢厥，舌红或绛，脉数有力。亦治中风昏迷，小儿惊厥。

【药证】牛黄、水牛角、黄连、黄芩、栀子、雄黄、朱砂、珍珠、金箔、麝香、牛黄、冰片、郁金〔邪热内陷心包证（邪热内闭）〕。

【解析】此证热势凶猛，而致神昏谵语，观其药一派寒凉，直折其热，然其法实出《伤寒》"泻心汤"之意，以仲景法"观其脉证，随证治之"之理，当亦有大小柴胡汤合三黄泻心汤（或大黄黄连泻心汤）之机会。

安宫牛黄丸后世有人说是"保命"的药，是言过其实了，看该方的药物组成一派寒凉，肯定是里热之实充斥三焦，迫血妄行，或迫水妄行。下面迫血妄行，肯定会出现血尿或大便下血；上面迫血妄行肯定鼻窍出血或脑出血。

这就是用寒凉药直折其热的法子，那么，对于后世的脑梗死、脑出血，得识其证而用，不能见到脑中风就用安宫牛黄丸，这是错的。

我用大柴胡汤合桂枝茯苓丸、生石膏、芒硝治疗脑出血，效果不错。脑出血很多人是不敢用桂枝茯苓丸活血的，其实恰恰相反，去其瘀血，出血才能止呢。没有瘀血，哪来的出血啊？！

但瘀血也要分阴阳——一寒一热啊，黄土汤就是阴性的，也出血，血因寒而滞，结到一块儿了。大黄黄连泻心汤在惊悸吐衄里边也止血，热迫血行啊。热迫血行用大黄黄连泻心汤，那么，热迫水行用什么呢？用白虎汤。

你们学习《伤寒论》也好，中医也好，一定要纵横交错，一定要形成网络，要以点带面，点是什么？阴阳为点，六经为纲，纵横相交。

古人云：熟能生巧，巧能生神。神，就是你明白了疾病的自然之道。

牛黄清心丸 《痘疹世医心法》

【症状】身热烦躁，神昏谵语，以及小儿高热惊厥，中风昏迷等。

【药证】黄连、黄芩、栀子、辰砂、牛黄、郁金（温热病热闭心包证）。

【解析】此证实乃"三黄泻心汤"加味，以牛黄易大黄耳，余无他意，泄热而已。

紫雪丹苏恭方，录自《外台秘要》

【症状】高热烦躁，神昏谵语，痉厥，口渴唇焦，尿赤便闭，舌质红绛，苔黄燥，脉数有力或弦数；以及小儿热盛惊厥。

【药证】犀角、羚羊角、生石膏、寒水石、滑石、玄参、升麻、朱砂、磁石、朴硝、硝石、炙甘草、麝香、木香、丁香、沉香（温热病，热闭心包及热盛动风证）。

【解析】虽曰紫雪，实为清热重剂，观其药物，一派寒凉，以《伤寒》之法乃可用白虎加人参汤合大黄黄连泻心汤。其实紫雪就是个清热的重剂。

闭证是指窍闭神昏，紫雪所治为热盛而致之神昏症状。言其能凉开，实为直折其热。

"凉开、温开"，就是取了个名词而已，小建中汤治高热神昏就是所谓温开。四逆汤不能治高热？能啊！我有一次用桂枝加附子汤治40℃高热，病人都说胡话了，那次用了一剂药就好了，这不就是"温开"嘛！病人当天晚上吃，当天晚上退烧。这种高烧就是少阴病啊。

小儿回春丹《敬修堂药说》

【症状】小儿急惊风，发热烦躁，神昏惊厥，或反胃呕吐，夜啼吐乳，痰嗽哮喘，腹痛泄泻。

【药证】牛黄、胆南星、大黄、川贝、陈皮、白豆蔻、枳壳、法半夏、天竺黄、僵蚕、全蝎、牛黄、麝香、木香、沉香、檀香、钩藤、天麻（痰热蒙蔽心窍证）。

【解析】此为阳明热实而致的神昏之证。有人以"闭证"名之，乃是"谵语神昏"的互词。这个方证是热实导致的神昏谵语。

《医宗金鉴·杂病心法》："风从外中伤肢体，痰火内发病心官，体伤不仁与不用，心病神昏不语言。当分中络经腑脏，更审虚实寒热痰，脱证撒手为脾绝，开口眼合是心肝，遗尿肾绝鼾声肺，闭证握固紧牙关，初以通关先取嚏，痰壅不下吐为先。"里边有脱证、闭证。

其实，后世所谓"闭证"，就是阳明病里的神昏谵语。所谓"温开、凉开"，就是热者寒之，寒者热之，如此而已。

至宝丹《灵苑方》引郑感方，录自《苏沈良方》

【症状】神昏谵语，身热烦躁，痰盛气粗，舌绛苔黄垢腻，脉滑数。亦治中风、中暑、小儿惊厥。

【药证】犀角、玳瑁、雄黄、朱砂、金箔、银箔、牛黄、麝香、安息香、冰片、琥珀（痰热内闭心包证）。

【解析】此方与安宫牛黄一样，阳明热实而用寒凉重镇安神之品，于《伤寒》书中未曾见。"身热烦躁，痰盛气粗"这就是阳明热实，而反用重镇安神之药，《伤寒论》中确实没有。此方所治其实就是阳明热盛所致的神昏谵语，此证若以六经辨证，用白虎汤加味当属可行，有内结者合承气汤亦无不可。"神昏谵语，痰盛气粗，舌苔厚腻"，用白虎剂、承气剂，肯定好使。热致神昏嘛，不一定非得用重镇安神之品。《伤寒论》中下利、神昏、谵语，可用调胃承气汤、用大小承气汤。

热去神自清，抽搐这种病证在痉湿暍篇讲得最清楚，在表的就是葛根汤证，在里的就是白虎汤证、大承气汤证。千万注意，不能见到神昏谵语的症状就用安神药，要追溯其病机。

行军散《随息居霍乱论》

【症状】暑秽，吐泻腹痛，烦闷欲绝，头目昏晕，不省人事；以及口疮咽痛，风热障翳（现代主要用于夏季中暑、食物中毒、急性胃肠炎等属暑热秽浊者。外用可治口腔黏膜溃疡、急性扁桃体炎、咽炎等热毒病证。夏季以本品适量涂抹于鼻腔内，有预防温疫之效）。

【药证】雄黄、火硝、飞金、珍珠、硼砂、牛黄、麝香、梅片（热毒）。

【解析】言其行军者，是言药效之神速也，行军就是快嘛！阳明病有言：下利谵语者与承气汤，即合此意。

这个方子的症状是病人吐泻、腹痛、头晕目眩、不省人事，这是因热导致的。

根据《伤寒》之理当"速下其热"（少阴病的三急下也是这个意思），方中火硝和牛黄即速下其热也。

白虎汤《伤寒论》

【症状】壮热面赤，烦渴引饮，汗出恶热，脉洪大有力。

【药证】石膏、知母、甘草、粳米（气分热盛证）。

【解析】白虎汤是阳明病的正证。阳明病的正证：一是里有热而未实，二是里有热而实。也就是说，一个是白虎证，一个是承气证，这是整个阳明病篇的核心。阳明病的分类与太阳病相对应，太阳病表实证用麻黄汤，表虚证用桂枝汤。阳明病"热而不实"用白虎汤，"热而又实"用承气汤。这也是两两相对。

此方证为阳明里热盛而未实，迫汗出而口干渴，这个"渴"纯粹因为里热盛，迫汗外出，伤及津液。而临证用之，里热未实而体温不高之消渴证、痹证等可以用之，热迫水行之遗尿者亦有良效。我用白虎汤治疗尿床效果非常好。

白虎汤证即为里热证，身大热、大渴、大汗出、脉洪大，这就是《方剂学》中讲的白虎四证。但临床上白虎汤证必须有大热、大渴、大汗出、脉洪大吗？未必啊。如果患者体温不高，也大渴，也口焦苦，可以呈现消渴证，可以呈现痹证。你看《金匮要略·痉湿暍篇》中的白虎加桂枝汤就是这个意思，暑湿内伤，又兼外感，就可以用白虎加桂枝汤。那么，反过来，暑湿外感，如果是表闭得厉害，白虎汤可不可以合麻黄汤？可以啊，完全可以啊！

所以，里热盛，热往外来，就是出汗；热往下去，就是尿多啊。尿多就是遗尿、尿床啊。用白虎汤解其内热，则热就不迫水行了，遗尿不就自止啊！如果把白虎汤讲得太机械，一定得有大热、大渴、大汗出、脉洪大，你在临床上能用几次？

还有就是治疗高血压，可以用白虎汤。热在中焦，气血翻涌，迫血妄行，往上来的时候，照样能导致高血压。所以临床上很多高血压的患者，我大多都用生石膏，不用牛膝，用石膏血压也往下降，而且降得还很快。

有时候对血压高的患者，我用三仁汤加生石膏，血压降低得也很快，这是因为里边热夹湿，热重于湿，或者湿热并重，加上有口干、口渴者，可以加用生石膏。

前段时间我有个病人，发烧咳嗽但咳嗽不重。北京多所著名大医院均诊断为肺结核，胸片上确实可见双肺片状或点状阴影，我从六经辨证角度判断是三阳合病，就用小柴胡汤、竹叶石膏汤、麻杏石甘汤、白虎汤，7剂药患者的症状就消失了，再拍片肺上阴影消失了，肺结核也"不翼而飞"。

白虎加人参汤《伤寒论》

【**症状**】白虎汤证见有背微恶寒，或饮不解渴，或脉浮大而芤。

【**药证**】石膏、知母、甘草、粳米、人参（气分热盛，气阴两伤证。汗、吐、下后，里热炽盛，而见四大症者，以及暑热病见有身大热属气津两伤者）。

【**解析**】阳明病热实而正气旺盛，抗邪有力，热盛伤津（严格来说是"津液亏"，有人说是"津液虚"我认为不妥，因为此津液亏不是真虚，是热实伤津还没达到完全津液虚的程度，若是用"津液虚"的说法，容易让读者误以为是"虚证"，即误以为有"正气不足"之意，所以，用"津液虚"似有不妥，用"津亏"更为贴切）。阳明里热充斥，煎熬津液，因热导致口干口渴，是津液亏而不是虚，还没达到虚的程度。这是从程度上来说，另外，还可以从因果上来说，虚是原来就不足，亏是因热而致。

做学问就得有点咬文嚼字的精神，柯韵伯说："胸中有万卷书笔下无半点尘者始可著书，胸中无半点尘目中无半点尘者才可为古书作注疏。"必须得抠字，尤其是学经典。

白虎加桂枝汤《金匮要略》

【症状】温疟。其脉如平，身无寒但热，骨节疼烦，时呕，以及风湿热痹见壮热，气粗烦躁，关节肿痛，口渴苔白，脉弦数。

【药证】桂枝、石膏、知母、甘草、粳米（温疟，或风湿热痹证）。

【解析】阳明之热充斥于里，而关节疼痛，实为热阻于内而气血不行。《本经》言桂枝治喉痹、吐吸、利关节，当属此意。本方中的桂枝就取其利关节之意，"骨节疼烦"嘛，所以桂枝汤也身痛。本方与桂枝汤不同的是，本方为里热导致的口干口渴、气粗壮热，外边又有骨节疼烦。谁说桂枝和石膏不能合用啊？

我治疗过一个下肢红斑肢痛症的小女孩，用的就是白虎加桂枝汤，这个小女孩月经淋漓不尽，也是热迫血行。热迫血行、热迫水行，都可以用生石膏啊！还有一个患者，极其喜欢吃冰块，大冬天也要天天吃冰块，月经又崩漏（自称"流得哗哗地"），我用的是胶艾四物汤加生石膏，里热解了，就不会热迫血行，崩漏自然就止了。里热解了，她自然也不想吃冰块了。

在《金匮要略》里面本方治疗"温疟者，其脉如平，身无寒但热，骨节疼烦，时呕，白虎加桂枝汤主之。"白虎加桂枝汤主要用桂枝的"利关节"之功，此方乃是因为热而导致的关节不利。你们看《金匮要略》的木防己汤（木防己、石膏、桂枝、人参），我"加减木防己汤"就是从那儿引申而来的，上可治肩背、下可治膝关节和腿足的疼痛。

白虎加桂枝汤说"其脉如平"，可不是平脉啊，疟疾怎么可能是平脉呢？"其脉如平"可不是正常的平脉，而是非正常的平脉。脉又不太洪、不太大、不太紧、不太缓、不太浮。"身无寒但热"是白虎汤的证，"呕"就是里面有气往上来的症状，"骨节疼烦"有两层意思，第一层意思是因为热导致的气血不通畅而关节不利（寒凝可致疼痛，热壅也可以导致身疼痛），所以用桂枝；另外一层意思是或许有表证不解的症状，正好符合了白虎汤加桂枝的意思，表证也能导致身疼痛。白虎加桂枝汤有时候没有表证啊！可有表证可无表证。

白虎加苍术汤《类证活人书》

【症状】湿温病。身热胸痞，汗多，舌红苔白腻，以及风湿热痹，身大热，关节肿痛等。

【药证】石膏、知母、甘草、粳米；苍术［湿温病（热重于湿）；风湿热痹］。

【解析】阳明病兼暑湿（暑热外发证兼有湿气），用之有良效。亦可治下肢湿热痹，单用白虎汤加苍术也可，加鸡血藤效果更好。我曾用本方治疗红斑肢痛症，效果很好。

竹叶石膏汤《伤寒论》

【症状】身热多汗，心胸烦闷，气逆欲呕，口干喜饮，或虚烦不寐，舌红苔少，脉虚数。

【药证】竹叶、石膏、麦冬、人参、半夏、甘草、粳米（伤寒、温病、暑病余热未清，气津两伤证。"清补两顾"）。

【解析】伤寒发汗，津气亏耗，胃气无力祛热外出，而遗留于胃。胃气无力抗邪，津液虚而为内热。故以参、草、米健其胃气，石膏解其余热，临床用之神效。

若有人言本方"气虚"，则其理不明，当为"胃气不足（即胃气虚）"。此方为里热伤了胃气，因为病人已经不想吃东西了！要不就是病人本身胃不好，要不就是伤了胃气了。"伤寒解后"就是指发汗，"虚羸少气，气逆欲吐"，之所以"吐"，是因为：第一胃里有问题，胃气虚，虚而上逆；第二有热导致往上呕。

阴阳为纲，六经为辅，纵横分明。

清营汤《温病条辨》

【症状】身热夜甚，神烦少寐，时有谵语，目常喜开或喜闭，口渴或不渴，斑疹隐隐，脉细数，舌绛而干。

【药证】犀角、银花、连翘、竹叶、生地、玄参、麦冬、丹参（热入营分证）。

【解析】此方为阳明病兼血虚津少，甚是。

"少阴之为病，脉微细但欲寐"，这讲的是一个纯虚证，里面有寒。那么，其反面为：有热又津虚血少，能不能神烦少寐呢？也可以的。身热夜甚、神烦少寐、时有谵语，热实津虚就不能濡养心神，热越实津液越少，所以，这就是阳明病夹虚证了，哪里虚？津液虚、血液虚。

有人认为清营汤可含有瘀血证，此乃因热而瘀造成的，并非原发的瘀血证。

清宫汤《温病条辨》

【症状】发热，神昏谵语。

【药证】犀角、连翘、竹叶、莲子心、玄参、麦冬（温病液伤，邪陷心包证）。

【解析】此方跟清营汤类同，当是阳明病热实津伤。由玄参、竹叶、麦冬等药物组成，实际上此方是竹叶石膏汤的变化，用犀角代石膏。

假如到了"神烦少寐、口干喜饮，舌红少苔，脉虚数"的时候，用犀角就太凉了，不如用竹叶石膏汤好。

犀角地黄汤（芍药地黄汤）《小品方》，录自《外台秘要》

【症状】热扰心神，身热谵语，舌绛起刺，脉细数；热伤血络，斑色紫黑、吐血、衄血、便血、尿血等，舌红绛，脉数；蓄血瘀热，喜忘如狂，漱水不欲咽，大便色黑易解等。

【药证】犀角、生地、芍药、丹皮（热入血分证）。

【解析】阳明热实、热伤血液之证。然发斑之证并非此方不可，大小柴胡汤加石膏皆可用之，速效。加生地、丹皮更为神效。

真正阳明病这个热，像身热谵语、衄血、吐血、喜忘等，用大小柴胡汤加上生地、丹皮，不一定比犀角地黄汤疗效慢，不一定非要用犀牛角啊。所谓发斑，就是热实伤及血分。有个小女孩发烧，烧得脸上身上出红疹（红点），这个孩子大便干燥，我就用大柴胡汤合大青龙汤，只用了一剂药，烧一退红疹就回去了。

温病学里讲卫气营血，说是到了血分之后发斑发疹，"卫之后方言气，气之后方言营，营之后方言血"。在临床上我认为《伤寒论》体系也能够涵盖这个说法。因为《伤寒论》把表里阴阳虚实寒热全包括了。

温病学所谓"病在上焦"，那病就一定在上焦么？《伤寒论》中有"腹满而喘"，乃是热从下往上来，而导致上面喘。这个病在上焦么？不是！病是在中下二焦，在下面啊，因为下面结实出不去，反而导致气往上来而产生上喘，实质乃是病在中下二焦，不在上焦。"喘而腹满"，则是从上往下压迫，痰饮出不去，心下也满。

所以温病的三焦和《金匮要略》的三焦不一致。温病的三焦侧重于症状，而《金匮》的三焦侧重于病机，一个是标一个是本。

《金匮》中讲：上焦之气受气于中焦，下焦也受气于中焦，这是对的，如果不是下焦受气于中焦，那么甘姜苓术汤治遗尿怎么会有效呢？！

神犀丹 《温热经纬》引叶天士方

【症状】高热昏谵，斑疹色紫，口咽糜烂，目赤烦躁，舌紫绛等。

【药证】犀角、黄芩、银花、金汁、连翘、板蓝根、香豉、紫草、石菖蒲、生地、玄参、花粉（温热暑疫，邪入营血证）。

【解析】阳明热实，上攻头脑，热实上攻容易导致心神失常。热势太高，就可能产生阳明病三承气汤证经常提到的"谵语"：下利谵语、热实谵语、神昏谵语等这些情况，就是热太实，热直接上攻而导致的神昏。而且热太实必伤津液，所以，用生地、天花粉。

该方证以热实为主，有伤津之嫌。热实津亏，但不是以津液不足为主，还没到虚的程度。

化斑汤《温病条辨》

【症状】发斑。发热，或身热夜甚，外透斑疹，色赤，口渴或不渴，脉数等。

【药证】犀角、石膏、知母、生甘草、粳米、玄参（气血两燔之发斑）。

【解析】对本方的脉舌症状，有人在"发斑。发热，或身热夜甚，外透斑疹，色赤，口渴或不渴，脉数"基础上，又增补了"舌红少苔或苔干"，认为本方证有津液虚，这就不确切。未必有津液虚，不能说本方有津液虚。方中有石膏、知母，这明明就是白虎汤证，能舌红少苔吗？阳明病热实为正证。玄参本亦解热，玄参本身就有退热之功。

黄连解毒汤 方出《肘后备急方》，名见《外台秘要》引崔氏方

【症状】大热烦躁，口燥咽干，错语不眠；或热病吐血、衄血；或热甚发斑，或身热下利，或湿热黄疸；或外科痈疡疔毒，小便黄赤，舌红苔黄，脉数有力。

【药证】黄连、黄芩、黄柏、栀子（三焦火毒证）。

【解析】此为阳明病的变方，用于内热炽盛，上、中、下皆热而未有燥结者皆可用之。

阳明内热，有汗、有渴就是白虎汤；大热、烦躁、口干、咽干，甚至吐血、衄血、发斑、外科的疮疡疔毒，凡是符合《内经》上所谓"诸痛痒疮，皆属于

火"，都可以用黄连解毒汤。这个方子我也常用，上面长口疮，身上长疖子，大便又不实，口干，舌苔黄，脉或滑或实或沉滑或滑实有力，都可以用黄连解毒汤，疗效可靠。

这个方子是从《金匮要略》三黄泻心汤化裁而来的，大便燥结，里热又实，用三黄泻心汤，里热未实者就用黄连解毒汤。这是古《汤液经》火剂门之变方。

泻心汤《金匮要略》

【症状】心下痞满，按之柔软，心烦口渴，小便黄赤，大便不爽或秘结，或吐血衄血，舌红苔薄黄，脉数。

【药证】大黄、黄连、黄芩（邪热壅滞心下，气机痞塞证）。

【解析】此方为泻火痞之名方，当由大黄黄连泻心汤而来，上中下皆热而有燥便而结者可用，甚效。

真正的大黄黄连泻心汤里边是没有黄芩的，泻心汤是有黄芩的。

栀子金花汤《医宗金鉴》

【症状】黄连解毒汤证兼大便秘结者，亦治阳证之疮、痈、疔、疖。

【药证】大黄、黄连、黄芩、黄柏、栀子（黄连解毒汤加大黄）（三焦火毒证热毒更甚且兼大便秘结）。

【解析】此乃三黄泻心汤加减方，无非里实热结之证，余无深意。

这个方子跟泻心汤、黄连解毒汤，没有太大的区别。如果是在疮疡疔毒的初期，有大便干燥的时候，这个方子比泻心汤更要好使，因为栀子金花汤里边有栀子，或者再加一个双花，效果会更好。

凉膈散《太平惠民和剂局方》

【症状】烦躁口渴，面赤唇焦，胸膈烦热，口舌生疮，睡卧不宁，谵语狂妄，或咽痛吐衄，便秘溲赤，或大便不畅，舌红苔黄，脉滑数。

【药证】连翘、黄芩、栀子、大黄、芒硝、薄荷、竹叶、甘草、白蜜（上中二焦邪郁生热证）。

凉膈散是阳明病热迫于上中下三焦，虽然叫凉膈散，你看这个方子，所凉的不仅是"膈"：上用黄芩、栀子，下用硝黄，中用连翘、竹叶、甘草利尿。连翘这个药本身也有通利之功。所以说这个方子的病机是上中下三焦皆有热。方中用竹叶，亦有水热互结之意。

对于胸满、烦闷，长期的大便秘结，舌苔又不是特别厚，但是脉又实的这类情况，有热证，水热互结，还不能用重攻之法，这时候就可以用凉膈散。

方中用白蜜，说明素有胃疾，胃中气津亏虚之意，但又不是很厉害，病以实为主。加用白蜜有两层意思：第一取其缓下，第二养其正气。方中除了白蜜，全是凉药。

这个方子你仔细看其实是"调胃承气汤"的加减方，在调胃承气汤的基础上，胃里边有热，水热互结，上边还有热，所以，把多种方药合在一起，取名"凉膈散"。因为膈在上，凉膈散很容易让人误会这个方子是清上焦之热的。所以，我认为这个方子取名不妥，但本方的确是个好方子。长期的便秘，又有胸闷、心烦，上边又有口舌生疮的，凉膈散确实有效。

仙方活命饮《校注妇人良方》

【症状】 阳证痈疡肿毒初起。红肿焮痛，或身热凛寒，苔薄白或黄，脉数有力。

【药证】金银花、白芷、防风、当归尾、赤芍、乳香、没药、穿山甲、皂刺、陈皮、贝母、花粉、甘草（阳证痈疡肿毒初起。阳证痈疡多为热毒壅聚，气滞血瘀痰结而成）。

【解析】阳明内热毒热外发而致，多为阳性之疮疡，验之良效。

这是个好方，不是有句话么"是疮不是疮，仙方活命汤"。所有阳性症状之疮疡，"高焮红肿热痛"（比如"高"就是"高出皮肤"），可考虑用仙方活命饮。当然，用经方也未尝不可。前两天我治疗过一个乳腺炎，发热，恶寒，无汗，乳腺红肿热痛。要是单纯用仙方活命饮就不好使，我给患者用的是葛根汤加小柴胡汤，再加生石膏40克，一剂而愈。我没用双花，也没用连翘。治疗这个病我的思路就是：如果汗毛孔开了，热就趁势而解。表热解了，里热解了，半表半里热解了，就表里自和，乳腺肿自然也就消了。如果患者大便干，就不能用小柴胡汤，要用大柴胡汤了；要有瘀血得厉害，还得合上血分的药。

如果没有高热而是单纯性的疮疡，或者微微的局部的红肿热痛，用仙方活命饮这个方子好使。

学生问：仙方活命饮方中的陈皮、贝母、花粉有什么功用？

老师答：花粉本身有祛瘀、解痉之功。贝母也有这个功用，在《本经》里都有记载。陈皮下气通神明，陈皮半夏合起来的方子叫二陈汤，二陈汤能化痰饮，化坚硬之物。在《外科心法》里有一证叫胞生痰核，就是上下眼皮长了个硬东西，主方就是二陈汤，主要是用于化痰，我用过，很好使。所以说在仙方活命饮里面用陈皮，就是用它下气化痰之功，凡是硬结的东西用它都好使。另外，胎气上逆欲吐，也可以用陈皮啊。如果舌苔厚，就可以加茯苓，因为夹水嘛。

五味消毒饮《医宗金鉴》

【症状】疔疮初起，发热恶寒，疮形如粟，坚硬根深，状如铁钉，以及痈疡疖肿，红肿热痛，舌红苔黄，脉数。

【药证】金银花、野菊花、蒲公英、紫花地丁、紫背天葵子（热毒）。

【解析】这就是阳明病的变方，此五味皆为苦寒泻火之药，用于诸疡疮火热而发者，有良效。凡是疮疡由火毒而发的，用这个方子都有效。尤其是疔疮初期，我用这个方子治疗过长在脚底板上的疔毒。

同样是里热，外科的疮疡疔毒的用药与内科疾病稍有不同，但是不失其法。理是同样的理啊。还是举前面讲过的例子，前段时间我看过一个乳疮患者，高热不退，是因为素体里热，又有外感表闭导致的太阳阳明少阳合病，用小柴胡汤合葛根汤、生石膏，一剂烧就退了，乳房的肿块也消了。如果有特殊的疮疡科的病，你们可以兼带地看一些外科的书，当然也可以归到六经辨证里边来。

六经阴阳辨证体系，我是从外科辨证得出来的。外科的疮，临床上先分阴疮和阳疮，先分阴阳。红肿热痛为阳，紫黑塌陷为阴。外科都是先分阴阳，然后再展开各论。在各论里面，处处也不离阴阳观念。同是一个疮有阳性证，有阴性证，处处分阴阳。三阴三阳不就是阴阳的别称嘛！这才符合《内经》的话："阴阳者，天地之道也，万物之纲纪，变化之父母，生杀之本始。"这才是中医真正的核心东西所在，我觉得《伤寒论》与《内经》关系比较大的应该是这段话。

四妙勇安汤《验方新编》

【症状】脱疽。患肢暗红微肿灼热，溃烂腐臭，疼痛剧烈，或见发热口渴，舌红脉数。

【药证】金银花、玄参、当归、甘草（热毒炽盛）。

【解析】此阳明病之变方，此方为阳明之热兼热毒血虚，应与阳明实热而有津血不足者用之，有效。

我用这个方子治疗过糖尿病足，但这类糖尿病足一定要既有热又有虚，既有阳明之热，又有津血不足，用四妙勇安汤，可以有效。阳明里热，本身可以消耗津液，也可以消耗血分，所以可以产生津血不足的表现，热越盛津血越不足，津血不能养这个肌肉的时候，津枯骨烂，就会产生疮疡。

导赤散《小儿药证直诀》

【症状】心胸烦热，口渴面赤，意欲饮冷，以及口舌生疮；或心热移于小肠，小便赤涩刺痛，舌红，脉数。

【药证】生地、木通、生甘草（心经火热下移小肠，下焦湿热）。

【解析】白虎加苍术汤是阳明病夹湿气，导赤散就是阳明病夹水。

阳明病夹水，热与水合，趋于下焦，可导致本证，上面口舌生疮，下面小便不利。木通苦寒，能泄阳明之热。木通配竹叶既能利小便也能解上下之热。

此方症状如果没有口舌生疮，临床有用猪苓汤的机会；如果口舌生疮不重，用猪苓汤加黄连、竹叶，也应该有效，疗效不会比导赤散差。

苇茎汤《金匮要略》

【症状】肺痈。身有微热，咳嗽痰多，甚则咳吐腥臭脓血，胸中隐隐作痛，舌红苔黄腻，脉滑数。

【药证】苇茎、薏苡仁、瓜瓣、桃仁（热毒壅滞，痰瘀互结证）。

【解析】阳明之热，往下发为肠痈，往上（迫上于肺，热腐肺伤）发为肺痈。

阳明里热往下是大黄牡丹皮汤证，往上是治疗肺痈的苇茎汤证。一上一下对比着看，不就明白了么。

大黄牡丹皮汤证，是下面疼痛剧烈、寒战、便不通；苇茎汤证是上面胸痛、吐脓、吐血，微热。这是个热实，要解热。方中尤其要注意的是芦根。芦根有多种，一种是枯的，一种是鲜的，还有一种是活芦根，活芦根在《本草纲目》中有记载，就是在流动的水里生长的叫活芦根。其心中空，其性寒凉，能化痰化瘀排脓。

葶苈大枣泻肺汤《金匮要略》

【症状】咳喘胸满。

【药证】葶苈子、大枣［痰水壅实（肺中痰水）］。

【解析】阳明里热，上迫于肺，炼液成痰，而为此证。

葶苈子祛痰下热，祛水的力量相当强，对于有些胸水，我不用十枣汤，但是我用葶苈大枣泻肺汤，葶苈子用的量比较大，也有效，但是没有十枣汤来得迅速。总而言之，观其脉证，随证治之，当用何方则用何方。

清胃散《脾胃论》

【症状】牙痛牵引头疼，面颊发热，其齿喜冷恶热，或牙宣出血，或牙龈红肿溃烂，或唇舌腮颊肿痛，口气热臭，口干舌燥，舌红苔黄，脉滑数。

【药证】黄连、升麻、当归、生地、丹皮（胃火牙痛）。

【解析】阳明里热，壅于面部口舌而发为诸证，诸证常伴口中异味，亦可致牙痛，牙宣。其实这就是个里热。里热往上来，到了孔窍以后，出现了这个牙痛、口气、口臭。

如果有大便干燥，合用大黄黄连泻心汤；没有大便干燥单用清胃散；若有口苦咽干还可以合柴胡剂，小柴胡汤、大柴胡汤都有合用的机会。

泻黄散《小儿药证直诀》

【症状】口疮口臭，烦渴易饥，口燥唇干，舌红脉数，以及弄舌等。

【药证】栀子、生石膏、藿香、防风、甘草〔脾胃伏火证（脾热）〕。

【解析】泻黄散，名曰"泻黄"，实为泄胃中（中焦）之实热，里热上行，口舌生疮，确有疗效。

这个口舌生疮与"三黄泻心汤"不一样，三黄泻心汤的口舌生疮可能在舌头上，泻黄散的口舌生疮不一定在舌头上，可以在舌下、口腔，口腔黏膜以里。

"甘草泻心汤"大多有胃肠症状，有的还大便下利，或胃脘不舒。泻黄散可以没有胃肠的症状，舌苔黄腻，是真正的实热证，纯热的口舌生疮。甘草泻心汤是个寒热错杂证，久治不愈的溃疡。泻黄散多是新得的实热类口舌生疮或溃疡。所以，虽曰泻黄，实则泻胃。

后世谓藿香和防风有"火郁发之"之意，其实是取其祛风、祛湿之意，其性轻扬者，就可以祛湿气，湿去热自去。有人对于"火郁发之"的理解是，脾气不好，郁而化热，形成少阳柴胡剂之证，我认为也可以这么讲。

玉女煎《景岳全书》

【症状】头痛，牙痛，齿松牙衄，烦热干渴，舌红苔黄而干。亦治消渴，消谷善饥等。

【药证】生石膏、知母、熟地、麦冬、牛膝［胃热阴虚证（清热与滋阴共进，虚实兼治，以治实为主）］。

【解析】阳明之热，上行头面，致头痛、牙痛；又有津液不足。以白虎加人参汤，亦当合理。我个人认为，方中熟地换为生地，效果应该更好。尤其是对齿松牙衄，生地比熟地效果好。熟地太滋腻了。

葛根黄芩黄连汤《伤寒论》

【症状】协热下利。身热下利，胸脘烦热，口干作渴，喘而汗出，舌红苔黄，脉数或促。

【药证】葛根、黄芩、黄连、甘草［表证未解，里热已炽（不论有无表证，皆可用之）］。

【解析】此为太阳病误下而里热迫于大肠。"身热"者，当为里热而外发，归入太阳阳明合病略有欠妥，应为阳明病。

观葛根汤治下利，有麻黄、桂枝，而本方则没有。葛根芩连汤不是表证。本是太阳病而误用下法，所以热趋里而外发，所以才用芩连、用葛根。

芍药汤《素问病机气宜保命集》

【症状】湿热痢疾。腹痛，便脓血，赤白相兼，里急后重，肛门灼热，小便短赤，舌苔黄腻，脉弦数。

【药证】大黄、黄连、黄芩、芍药、当归、官桂、甘草、木香、槟榔（湿热痢疾）。

【解析】阳明之热，滞于肠间，热腐肠坏，而为脓血，成为痢疾。

此为阳明实热停在肠间所致，所以古人才有"痢无补法"之说，痢疾没有补法，基本都用大黄，以通为顺。痢疾要补就麻烦了，闭门留寇啊，越补病越厉害。

芍药汤的病机就是滞热在里。但方中用了一点官桂（肉桂），是因为痢疾时间长了最容易津亏液亡，俗云"好汉架不住三泡稀"，拉肚子能拉死人啊。为了防止这点，所以在寒凉药中加入官桂（肉桂），就是"通中有补"，既要把里热泄出去，又怕伤人体津液，尤其是伤下焦的元气，所以适当加一点官桂。这个还是很有寓意的，这个方子我用过，有效！

白头翁汤《伤寒论》

【症状】热毒痢疾。腹痛，里急后重，肛门灼热，下痢脓血，赤多白少，渴欲饮水，舌红苔黄，脉弦数。

【药证】白头翁、黄柏、黄连、秦皮（热毒痢疾）。

【解析】白头翁汤虽在《伤寒论》中出现在厥阴病篇，实为阳明病，白头翁汤里面的4个药全是苦寒药，苦寒治实热，还治口渴。阳明热盛，下痢，热迫大肠，在里面时间久了，里急后重，口渴引饮。完全是阳明病的指征。

我用这个方子治疗过一个便血30年的女患者，肠子里面堵满瘀血，下利脓血几十年，《金匮》中有"产后下利虚极，白头翁加甘草阿胶汤主之"，用白头翁汤加甘草阿胶把这个患者治好了。

厥阴病虚实错杂，不可能是单纯的实热。所以，不能把本方归入厥阴病。

当归六黄汤《兰室秘藏》

【症状】发热盗汗，面赤心烦，口干唇燥，大便干结，小便黄赤，舌红苔黄，脉数。

【药证】黄芩、黄连、黄柏、当归、生地、熟地、黄芪（阴虚火旺盗汗）。

【解析】阳明热实而兼表虚之证，腠理关门无力，热迫津出。本方证并非气虚证，应该是表虚。

真正的表虚，也有太阳病，那是桂枝汤加黄芪。

真正的表虚，还有里热，既能迫汗外出，表又关门无力，那怎么办？就用当归六黄汤。此方应归于阳明病。虽然教材中列入"清热剂"之清虚热，但教材中又言其"养血育阴与泻火彻热并进，标本兼顾"，说明其并非单纯的"虚热或阴虚之证"。

让我们顺便对比一下：白虎汤和白虎加人参汤，白虎汤是热实，没伤及里面的津液，大热口干，不口渴。要是真伤了津液，大渴的时候才加人参呢！

六一散《黄帝素问宣明论方》

【症状】身热烦渴，小便不利，或泄泻。

【药证】滑石、甘草（暑湿证）。

【解析】阳明病热夹水，水浸大肠，水浸肠间而利。虽然是利其前，实则实其后，典型的"利小便实大便"。阳明有热，水大于热，水浸肠间，小便的水利走之后，大便自然成形了，这是阳明病夹水。

益元散《伤寒直格》

【症状】暑湿证兼心悸怔忡，失眠多梦。

【药证】滑石、甘草、辰砂（六一散加辰砂）（暑湿证兼安神）。

【解析】益元散即六一散加辰砂，益元散与六一散一样，也是阳明病有热夹水。除了有泄泻、小便不利，益元散还治"热迫于上"而导致的心悸。热迫于上则心悸，水行于下则下利。

辰砂本身有清热之功，朱砂本身能镇静、清热、安神。用辰砂治上面的心悸。滑石、甘草利小便实大便。

碧玉散《伤寒直格》

【症状】暑湿证兼有肝胆郁热者。

【药证】滑石、青黛、甘草（六一散加青黛）（暑湿证兼安神清肝）。

【解析】阳明之热，夹水而下，故成泄泻。渴者，乃为热实，故用青黛泄热而止其痢。这个渴和白头翁汤的渴有相似之处，但是碧玉散证是泄泻，是水泻，是水湿和热多了，导致水泻。不是痢疾。

青黛本身类似柴胡，能治口苦口干，就是大青叶的提取物，大青叶本身就寒凉，所以青黛还能止泻，有收涩之功。青黛在农村曾用于染布，就是取其收涩之功。青黛的作用一是清热一是止泻，滑石、甘草就是利小便的作用。

桂苓甘露散《黄帝素问宣明论方》

【症状】发热头痛，烦渴引饮，小便不利及霍乱吐下。

【药证】生石膏、寒水石、滑石、猪苓、茯苓、泽泻、官桂、白术、甘草、生姜（六一散合五苓散，加石膏、寒水石）［暑湿证（既受暑热所伤，又有水湿内停）］。

【解析】桂苓甘露散是阳明病夹水，水谷不别发为霍乱，即"霍乱吐下"。临证用之，用以阳明病热多而不欲饮者，用之也有效。

患者不渴，但确确实实有热，也小便不利，有时候还有汗出，所以，用桂苓甘露饮也有效。上下都有水和热充斥，水和热可以引起头痛、头晕。吴茱萸汤就有头痛症状，苓桂术甘汤就有头晕症状。

桂苓甘露饮可以跟五苓散对比看：

五苓散的口渴是中焦停水，是因为废水不去，新水不生。津液不能上潮于口，才渴。把废水从小便利出去，津液自生、上潮于口就不渴了。

桂苓甘露饮的口渴是因为有热，烦渴引饮，有烦就是石膏证，下面的废水又

利不出去，上面的热直往上攻，散不出去，所以从小便把废水利走，用石膏把热
一解病就好了。

清暑益气汤 王孟英《温热经纬》

【症状】身热汗多，口渴心烦，小便短赤，体倦少气，精神不振，脉虚数。

【药证】西瓜翠衣、黄连、竹叶、知母、荷梗、石斛、麦冬、西洋参、粳
米、甘草（暑热气津两伤证）。

【解析】这个方子归为阳明病是肯定的，阳明病热实而兼水湿内发、耗气伤
津，本方祛热利湿养津。

身热、汗多、脉数、口渴心烦、小便短赤，体倦少气……很像竹叶石膏汤
证，但竹叶石膏汤没有身热汗多，所以，本方证若按六经辨证，用白虎加人参汤
合竹叶石膏汤亦能速效。

王孟英把这个方子放到《温热经纬》里，其实该方证就是《伤寒论》的阳
明病。温病就是个热性病，该方证里有热而且里边夹水湿之气，水气不去热势
不解。热势不解，耗伤人体津液，就体倦少气。体倦少气的原因有两种，一是
耗伤人体津液，二是暑湿之气的湿气本身，就会让人感觉乏，就精神不振，三
仁汤即是。

茵陈蒿汤《伤寒论》

【症状】黄疸。一身面目俱黄，黄色鲜明，发热，无汗或但头汗出，口渴欲
饮，恶心呕吐，腹微满，小便短赤，大便不爽或秘结，舌红苔黄腻，脉沉数或滑
数有力。

【药证】茵陈、栀子、大黄（湿热黄疸，湿热并重）。

【解析】阳明病夹湿蒸于外，周身发黄，小便不利，发为黄疸，验之于临
床，极效。

黄疸这个病，一种是阴黄一种是阳黄。在阳明病热重也有湿的时候，大便干

燥，发为阳黄，这是阳性证。《伤寒论》中有"系在太阴"的说法，但"系在太阴"有两种情况，这太阴代表的是"病在里位"，如果是小便利，发为阳明病；如果小便不利，发为太阴病。如果湿热并重的时候，大便干燥发为阳黄；如果是小便不利、大便下利，发为阴黄。阳黄在阳明，阴黄在太阴，这也是一阴一阳。

"系在太阴"即"病在里位"，有几种情况，一种是下利不止，日十余行，腐秽当去，其症自愈，下利止了，正气来复了，这个病就好了；如果不下利，大便干了，就转成阳明病，就是三承气证。以上是不夹湿的情况。

如果夹湿，同时小便不利，也有两种情况，阳明夹湿也小便不利，太阴病虚也小便不利：大便干的是阳明病，发为阳黄，就是茵陈蒿汤证，既要利小便，又要下大便；如果大便不干，下利不止，则是太阴病，发为阴黄，那就是茵陈术附汤证、茵陈五苓散证，采用温胃之法，健胃，胃气实（脾家实，腐秽当去故），病就能好。278条是自愈了，如果不自愈就要用四逆辈了，也就是茵陈术附汤。

阳明篇187条：伤寒脉浮而缓，手足自温者，是为系在太阴。太阴者，身当发黄，若小便自利者，不能发黄。至七八日，大便硬者，为阳明病也。

太阴篇278条：伤寒脉浮而缓，手足自温者，是为系在太阴。太阴者，身当发黄，若小便自利者，不能发黄。至七八日，虽暴烦下利，日十余行，必自止，以脾家实，腐秽当去故也。

上述一个出现在阳明篇，一个出现在太阴篇。一个转为阳明病，一个转为自愈。

以上两条要对照着反复看，同样是系在太阴，出现了两种转归。一个是阳明病（太阴者，身当发黄，若小便自利者，不能发黄。至七八日，大便硬者，为阳明病也。——不能发黄就转为阳明病），一个是太阴病。你们看，《伤寒论》分别把"伤寒脉浮而缓，手足自温者，是为系在太阴"放到阳明篇和太阴篇，但出现了两种不同的转归，一个是小便自利者，不能发黄，就成为阳明病，大便硬，三承气证；一个是暴烦下利，日十余行，必自止，以脾家实，腐秽当去故也。——脾家实就是胃气实，腐秽当去，里面的东西全部泻出去了，没有邪气了，为什么呢？胃气强盛，正气来复，病就好了。

栀子柏皮汤《伤寒论》

【症状】黄疸。身热，发黄，心烦懊恼，口渴，苔黄。

【药证】栀子、黄柏、甘草（湿热，热重于湿证）。

【解析】阳明之热充斥于内，发为黄疸。就是热，是纯粹因为热（或有热有湿但湿比较轻）而导致的黄疸，大便不干。有热有湿但热重而湿轻，所以它没用大黄，用了栀子，以寒凉的药直折其热。本方我临床用之也有效。

本方所示症状也有合柴胡剂的机会，小柴胡汤合栀子柏皮汤。

八正散《太平惠民和剂局方》

【症状】湿热淋证。尿频尿急，溺时涩痛，淋沥不畅，尿色浑赤，甚则癃闭不通，小腹急满，口燥咽干，舌苔黄腻，脉滑数。

【药证】滑石、木通、萹蓄、瞿麦、车前子、栀子、大黄、灯心、甘草（湿热下注膀胱）。

【解析】本方跟小蓟饮子差不多。小蓟饮子是下焦之热，热迫血行；八正散是阳明之热夹水而迫于膀胱，导致尿道结石，也即癃闭。小蓟饮子没有大便干燥，八正散有大便干燥。

八正散方子里有大黄，大便干燥，舌苔黄腻，小腹急满。有大便干燥的时候用八正散是最有效的。如果有尿时涩痛、淋漓不畅、尿色浑赤的症状，若用八正散不效的时候，可以用猪苓汤加金钱草、大黄，也有异曲同工之妙，用了也有效。

五淋散《太平惠民和剂局方》

【症状】湿热血淋，尿如豆汁，溺时涩痛，或溲如沙石，脐腹急痛。

【药证】赤茯苓、当归、甘草、赤芍药、栀子（湿热蕴结膀胱）。

【解析】这个方子我没用过，阳明热实于下伤及血液者，或有可用之处。

如症状为溲如沙石、舌苔黄腻，用猪苓汤、八正散加减也未尝不可。我个人认为，单从五淋散所示症状来看，亦可用猪苓汤加金钱草或赤小豆。

三仁汤《温病条辨》

【症状】头痛恶寒，身重疼痛，肢体倦怠，面色淡黄，胸闷不饥，午后身热，苔白不渴，脉弦细而濡。

【药证】杏仁、白蔻仁、厚朴、半夏、滑石、通草、竹叶、生薏米（湿温初起及暑温夹湿之湿重于热证）。

【解析】阳明湿热，于上中下三焦俱现，故三仁同用，实为妙极，吴氏《温病条辨》以此方最妙，也最为实用。

吴氏创温病之三焦、卫气营血之说，我个人认为后世对其评价有过誉之嫌。然此方乃湿热病之名方，确有传神之处。这一张方子，用法极妙。湿热之气充斥于里，湿气上中下三焦都有：在上则胸闷、心慌；在中脘腹胀满；在下小便不利；导致周身困倦、状若阴虚、午后身热等等这些情况。

这是吴鞠通的一大创举，在《伤寒论》里还没有一张这样针对湿热的方子，它可上可下，上下同用，可以治疗很多疾病，痛经、心慌心跳、失眠汗出、疲劳综合征、糖尿病、免疫力低下，用途很广。三仁汤合平胃散，还可治脾胃病。

黄芩滑石汤《温病条辨》

【症状】发热身痛，汗出热解，继而复热，渴不多饮，或竟不渴，舌苔淡黄而滑，脉缓。

【药证】黄芩、滑石、茯苓皮、大腹皮、白蔻仁、通草、猪苓［湿温邪在中焦（湿热并重）］。

【解析】此方证乃里热夹湿而发。

但是，若从此方所示症状来看，身热不除，汗出热解，继而复热，暗指有往来寒热之机，亦可理解成少阳阳明合病。外证不解，里湿不去，以六经辨证可用小柴胡汤加葛根、加石膏，可以再加苍术、茯苓等利尿药。

甘露消毒丹《医效秘传》

【症状】发热倦怠，胸闷腹胀，肢酸咽痛，身目发黄，颐肿口渴，小便短赤，泄泻淋浊，舌苔白或厚腻或干黄，脉濡数或滑数。

【药证】黄芩、滑石、茵陈、石菖蒲、贝母、木通、藿香、连翘、白蔻仁、薄荷、射干（湿温时疫，邪在气分，湿热并重证）。

【解析】阳明湿热，观其药物，应为湿热并重。此方用治"湿热干咳不止"，确有疗效。舌苔厚腻，干咳不止，没有痰，用甘露消毒丹，利其小便，其咳立止。

如果单纯按照该方的上述症状"发热倦怠，胸闷腹胀，肢酸咽痛，身目发黄，颐肿口渴，小便短赤，泄泻淋浊，舌苔白或厚腻或干黄，脉濡数或滑数"而论，则除阳明湿热，还包含有少阳之机，按六经辨证，可用小柴胡汤加石膏合五苓散或茵陈五苓散。

连朴饮《霍乱论》

【症状】霍乱。上吐下泻，胸脘痞闷，心烦躁扰，小便短赤，舌苔黄腻，脉滑数。

【药证】黄连、栀子、芦根、豆豉、半夏、石菖蒲、厚朴（湿热并重之霍乱）。

【解析】阳明热夹水，里热迫于上则吐，趋于下（大肠）则下利。观其症，一派水湿之象。

此方所示症状，若按六经辨证，可用五苓散合小半夏汤。因为症状是"上吐下泻，胸脘痞闷，心烦躁扰，小便短赤"。舌苔黄腻，可以再加石膏（或加黄连）。心烦躁扰，说明里面还是热盛。

当归拈痛汤《医学启源》

【症状】遍身肢节烦痛，或肩背沉重，或脚气肿痛，脚膝生疮，舌苔白腻微黄，脉弦数。

【药证】羌活、防风、升麻、葛根、苦参、黄芩、知母、茵陈、猪苓、泽泻、苍术、人参、白术、当归、甘草［湿热内蕴而兼风湿表证（风湿热痹），即湿热相搏，外受风邪（湿邪偏重）］。

【解析】本方归入太阳阳明合病亦可。独立归入阳明湿热亦可。

这个方子《方剂学》五版教材没有收入，出于《医学启源》，在《医宗金鉴·杂病心法》也作过介绍，《杂病心法》在"脚气冲心"里面有两张方子，一个是"实湿热"，用加味苍白散；一个是"虚湿热"，用当归拈痛汤。

此病水湿为患。此方症状中的"身痛"临床多以腰以下疼痛为甚，绝对是"在下"为常见，如果上面关节疼痛，就是黄芪桂枝五物汤证了。

方中参、术、归、草、茵陈、猪苓、泽泻，全为健胃兼祛水。羌活、防风、葛根等说明亦可有太阳病之证，但葛根在此绝对不是解热的功能，而是起治疗筋急、拘挛、疼痛的功能。水湿也能聚而成热，此方中苦参、知母、黄芩，既能解实热，又能退虚热（黄芩本身有解骨蒸之效）。

宣痹汤《温病条辨》

【症状】痹证。寒战热炽，骨骱烦疼，面目萎黄，舌色灰滞。

【药证】黄连、栀子、芦根、豆豉、半夏、石菖蒲、厚朴（湿热痹证。湿聚热蒸，蕴于经络）。

【解析】本方证乃湿聚热蒸的湿热痹证。可归于阳明证夹湿。

若单论此方所示症状，按六经辨证可为太阳阳明合病兼夹水湿，以麻杏苡甘汤加生石膏，再加苍术、茯苓，亦当有良效。要注意症状中的"遍身疼痛，寒战高热"，有寒战，亦可视为表证未解之象。湿聚热蒸，周身沉重或疼痛，寒战高热，热炽，怎么解啊？方法应该是：第一解其表，第二利其湿，第三清其热。所以，用麻杏苡甘汤加生石膏，再加苍术、茯苓应该有效，尤其是加了苍术。

二妙散《丹溪心法》

【症状】筋骨疼痛，或两足痿软，或足膝红肿疼痛，或湿热带下，或下部湿疮、湿疹，小便短赤，舌苔黄腻者。

【药证】黄柏、苍术（湿热下注证）。

三妙丸《医学正传》

【症状】痿痹。两脚麻木或肿痛，或如火烙之热，痿软无力。

【药证】黄柏、苍术、川牛膝（湿热下注）。

四妙丸《成方便读》

【症状】痿证。两足麻木，痿软，肿痛。

【药证】黄柏、苍术、川牛膝、薏米（湿热）。

【解析】二妙散、三妙散、四妙散，此三方同理，就是湿热的轻重不同而已。同为"湿热"，只是程度不同。

猪苓汤《伤寒论》

【症状】小便不利，发热，口渴欲饮，或心烦不寐，或兼有咳嗽、呕恶、下利，舌红苔白或微黄，脉细数。又治血淋，小便涩痛，点滴难出，小腹满痛者。

【药证】猪苓、泽泻、茯苓、滑石、阿胶（水热互结而兼阴虚证）。

【解析】阳明病有热夹水而发，去其水则热自除，伤寒其理已明，若兼他证者可合用之。

方中用阿胶有两层意思，第一，利水易伤津液，以阿胶防止；第二，阴液不足而水湿内盛者，以阿胶养之（按：经方既可以治疗已病，也可以防治未病，不可疏忽"防未病"之功用）。

我曾用此方合四逆散、小柴胡汤、四妙散、大黄、石膏等。见什么样的证，合什么样的药。

萆薢分清饮《医学心悟》

【症状】湿热白浊，小便浑浊，尿有余沥，舌苔黄腻等。

【药证】益智仁、黄柏、萆薢、石菖蒲、茯苓、白术、莲子心、丹参、车前子（湿热）。

【解析】这个方子很好，阳明之热夹水下行。

萆薢、车前子本为通利之药，黄柏专解下焦之热，妙在用丹参一味，清热之中有化瘀之意，妙极！丹参这个药主要有化瘀之功，《本经》说可治"肠鸣幽幽如走水"。但后世说一味丹参功同四物，我认为恐言过其实。

茯苓丸《是斋百一选方》，录自《全生指迷方》

【症状】两臂酸痛或抽掣，不得上举，或左右时复转移，或两手麻木，或四肢浮肿，舌苔白腻，脉沉细或弦滑。

【药证】半夏、茯苓、枳壳、风化朴硝、生姜（痰伏中脘，流注经络证）。

【解析】茯苓丸这个方子出自《全生指迷方》，又叫指迷茯苓丸。这个方子属阳明痰热，此病证与《金匮要略》上的黄芪桂枝五物汤是对应之证。

黄芪桂枝五物汤为表虚不足于外，风邪乘虚而内伤血络。茯苓丸为痰热充斥于内而外发，但臂不遂也，临证服之多效。

前段时间我给夫妻两人同时治病，一个是因为痰热内盛导致的胳膊举不起来，一个是因为黄芪桂枝五物汤之外虚不固而导致的半臂不遂，肩周不举，肩臂疼痛。这夫妻两人同时都好了。

学东西要举一隅反三隅，这就叫举一反三。如果我单纯讲茯苓丸，你们能不能想到另一面呢？这也是运用阴阳二分法的一个法则。

清气化痰丸《医方考》

【症状】痰热咳嗽。咳嗽气喘，咯痰黄稠，胸膈痞闷，甚则气急呕恶，烦躁不宁，舌质红，苔黄腻，脉滑数。

【药证】黄芩、瓜蒌仁、南星、半夏、茯苓、生姜、陈皮、杏仁、枳实（痰阻气滞，气郁化火，痰热互结）。

【解析】阳明热实而咳喘，火逆气冲。依照清气化痰丸的药证，里面热盛，当属阳明病。陈皮、杏仁、枳实可降气平喘。

若单论此方所示症状，则亦可属三阳合病。可用麻杏石甘汤合小柴胡汤。

清金降火汤《古今医鉴》

【症状】痰热咳嗽。

【药证】生石膏、黄芩、瓜蒌仁、半夏、茯苓、贝母、前胡、甘草、陈皮、桔梗、枳壳、杏仁（痰热）。

【解析】此证为阳明之热，夹痰热之实，上迫于肺，而作咳喘。陈皮、枳壳、杏仁皆可祛痰止咳。

小陷胸汤《伤寒论》

【症状】结胸证。心下痞闷，按之则痛，或心胸闷痛，或咳痰黄稠，舌红苔黄腻，脉滑数。

【药证】黄连、瓜蒌仁、半夏（痰热互结）。

【解析】痰热之实，结于心下，虽有别于大陷胸汤之凶险急迫，然不失于阳明里证之实。

滚痰丸《泰定养生主论》，录自《玉机微义》

【症状】癫狂昏迷，或惊悸怔忡，或不寐怪梦，或咳喘痰稠，或胸脘痞闷，或眩晕耳鸣，大便秘结，苔黄厚腻，脉滑数有力。

【药证】礞石、大黄、黄芩、沉香（实热老痰证）。

【解析】痰热之实，阳明内结，脉证俱实，虽别于承气证之实满于中下焦之证，然痰与热结，上攻于肺，亦可下于大肠，结为内实。虽然不是大承气汤的痞满燥实坚，但确实痰与热结成实，往下去就是腹满大便干燥，痞满燥实坚；痰热往上来，就导致了癫狂、昏迷、惊悸。此方我用过，治疗由痰热引起的癫狂症，去顽痰，痰咳出来跟硬疙瘩似的、跟石头蛋子似的。阳明里实夹有痰热的实痰证，非常有效。本方与大承气汤有异曲同工的地方。大承气汤是实结于下，本方则是痰热趋于上，所以导致神昏谵语。

贝母瓜蒌散《医学心悟》

【症状】燥痰咳嗽。咳嗽呛急，咯痰不爽，涩而难出，咽喉干燥哽痛，苔白而干。

【药证】瓜蒌、贝母、天花粉、茯苓、陈皮、桔梗（燥热伤肺，灼津成痰）。

【解析】本证属热咳，但并非热实，有燥热伤津之嫌，因有贝母、花粉二药。方中瓜蒌是寒凉药，能泄痰热之实，但贝母、花粉具有滋养阴液的作用。所以既有热之实，又有津之亏，阳明热实，兼有津亏。本方放入阳明病还是可以的。

定痫丸《医学心悟》

【症状】痫病。忽然发作，眩仆倒地，目睛上视，口吐白沫，喉中痰鸣，叫喊作声，甚或手足抽搐，舌苔白腻微黄，脉弦滑略数。亦可用于癫狂。

【药证】竹沥、贝母、胆南星、半夏、陈皮、茯苓、丹参、麦冬、生姜、天麻、僵蚕、全蝎、石菖蒲、远志、茯神、琥珀、朱砂（风痰蕴热）。

【解析】虽名定痫，察其药物，实际上是豁痰之品，兼有定惊之功。然癫痫一症，变证百出，以临证所察，亦不出六经夹热夹痰，或者夹痰热，或者夹水，或者夹瘀血。此方以病名为主症，此乃择其一耳，于后世学者，当细审善查之。

你一定要看仔细，不要一有癫痫你就用定痫丸，这就错了。定痫丸是因为痰造成的癫痫。此方归为阳明病夹痰。

还有水饮造成的癫痫，还有瘀血造成的癫痫，还有寒饮造成的癫痫。都不一样，我还用吴茱萸汤治过癫痫，效果很好嘛。所以这个要多动脑子。

癫痫这个病，很复杂。以病名来定方名，有不适之处。我治疗了不少癫痫患者，效果非常好，有的患者用的是小柴胡合桂枝茯苓丸，就是少阳病夹瘀血。还有一个患者，是少阳病夹水，用的是防己茯苓汤、防己地黄汤等，原先是癫痫天天发作，现在两个礼拜才发作一两回。

保和丸《丹溪心法》

【症状】脘腹痞满胀痛，嗳腐吞酸，恶食呕逆，或大便泄泻，舌苔厚腻，脉滑。

【药证】山楂、神曲、莱菔子、连翘、陈皮、半夏、茯苓（食滞胃脘证）。

【解析】此证大便多干燥而少泄泻之症，是痰热内结而非虚证，临证验之，其证属实。其中连翘一味，《本经》有治结热之语，此方属热实而非属寒，应归入阳明病。

保和丸大便干燥的多，较少大便稀的，从方中用连翘、陈皮可知。连翘能治结热，还能清热解毒。即便有泄泻，也是实性的热导致，绝对不是虚性的，虚性不能用连翘、陈皮。

枳实导滞丸《内外伤辨惑论》

【症状】脘腹胀痛，下痢泄泻，或大便秘结，小便短赤，舌苔黄腻，脉沉有力。

【药证】大黄、黄芩、黄连、枳实、茯苓、白术、泽泻、神曲（湿热食积证）。

【解析】热趋于里，自己就能结成阳明病［发汗利小便可导致阳明病（如少阳病汗吐下、太阳病过汗），自身内部有热也可直接导致阳明病］。

本方的阳明病是由于食滞不行导致的，就是吃东西吃多了或者吃不好，热结于里，而发为夹食积而成的实证。本方食积内热，验之于临床有良好疗效。小儿多见此证。

本方从三黄泻心汤而来，既有食滞，又夹痰湿，就是因为饮食过度，吃多了，喝多了，在肚子里停留不动而出现便秘、泄泻。这个方子也可以用来治实性泄泻，就是痢疾，因为里面有大黄。但是多数还是治小儿食积，脘腹胀满，四肢枯瘦，大便干燥，夜寐盗汗。这个方子以及保和丸，吃完了以后小孩大便又黑又臭，拉下来以后胃口就好了，就是泄其内热。

如果这个方子吃完了效果不好，可用橘皮生姜汤加大黄（甘草）来治食滞，《金匮要略》里有个大黄甘草汤，专门治食已呕吐，就是吃多了、吃顶了。

枳术丸《内外伤辨惑论》

【症状】胸脘痞满，不思饮食。

【药证】枳实、白术（脾虚气滞，饮食停聚）。

【解析】因实（痰饮）致满，而非虚证。当属阳明。

重用白术还有通便之功。枳实本有冲墙倒壁之功。

方中所示症状中有痞满，虽用健胃之法，但却是阳明之病，气实而痰凝。我对教材中所云"脾虚"并不认同，我认为此方证乃为实证，并非虚证或"消补兼施之剂"。

连梅安蛔汤《通俗伤寒论》

【症状】饥不欲食，食则吐蛔，甚则蛔动不安，脘痛烦躁，手足厥逆，面赤口燥，舌红，脉数。

【药证】胡黄连、黄柏、槟榔、白雷丸、川椒（肝胃郁热，虫积腹痛）。

【解析】名为安蛔，实取乌梅丸之意，治疗蛔虫上扰，有可取之处，除此无他。但与乌梅丸不同之处为：此方有热而无寒，当属阳明病。

桃核承气汤《伤寒论》

【症状】少腹急结，小便自利，神志如狂，甚则烦躁谵语，至夜发热；以及血瘀经闭，痛经，脉沉实而涩。

【药证】桃仁、桂枝、大黄、芒硝、甘草（瘀热互结，下焦蓄血证）。

【解析】阳明病之热，与血相搏，结于内里（下焦）。复方大承气合莱菔子、桃仁，就有桃核承气汤之义。热与血结，血因热而成瘀，百病丛生。尤其是女性的月经不调，闭经。

前几年有个女患者，从体型上来看，就像怀孕八个月一样。但实际没怀孕，精神有问题，把自己脱得光溜溜的。我就用这个方子，大黄用30克，血都不往下走，最后合了下瘀血汤、大柴胡汤，前后一年，肚子才消下去了，瘀血化于无形了，病也就好了。

下瘀血汤《金匮要略》

【症状】产后少腹刺痛拒按，按之有硬块，或见恶露不下，口燥舌干，大便结燥，甚则肌肤甲错，舌质紫红而有瘀斑瘀点，苔黄燥，脉沉涩有力。亦治血瘀而致经水不利之证。

【药证】大黄、桃仁、䗪虫（瘀血化热，瘀热内结证）。

【解析】下瘀血汤证比桃核承气汤证的病要重，阳明病热结于下而为瘀血证。验之临证极效。

大黄配桃仁，能增强桃仁的下瘀血之功。桃仁治瘀血癥瘕，和大黄相配能增强化瘀之功；反过来，桃仁又能增强大黄润滑大肠的功能，二药并用，相得益彰。另外，桃仁和土元相配，桃仁化癥瘕（成形的东西）效果好，但是如果血结得太实了，效果就没有土元好。土元外壳坚硬，行于土中，善钻之性强。桃仁配土元，往下行和化瘀血的功能都得到加强。

大黄䗪虫丸 《金匮要略》

【症状】形体羸瘦，少腹挛急，腹痛拒按，或按之不减，腹满食少，肌肤甲错，两目无神，目眶暗黑，舌有瘀斑，脉沉涩或弦。

【药证】大黄、黄芩、甘草、桃仁、杏仁、芍药、地黄、干漆、虻虫、水蛭、蛴螬、䗪虫（五劳虚极，干血内停证）。

【解析】阳明病，久热于里，津伤血瘀，不能濡养周身，兼有津虚养正之意。这个方子阳明有里热，里热津又伤，津伤又血瘀，这是连贯的。津液和血液的来路是一样的，伤津液日久必伤血液。热久伤津，最后血液必然是干枯的，不能流动，血液不能流动就不能濡养周身，所以说大黄䗪虫丸治疗肌肤甲错。

但是，方子里面又有生地、芍药，还有甘草，所以说在下瘀血（用虫类药虻虫、水蛭、䗪虫）之时，还要顾及人体的正气，也就是说，既要化瘀，又要防止伤正气，瘀血化得多了，也会伤正气。伤正以后，人也会虚的。所以说，该方有一点养正气、养津液的意思，生地这个药本身既能清，又能补，能补养津液。

膈下逐瘀汤 《医林改错》

【症状】膈下瘀血蓄积；或腹中胁下有痞块；或肚腹疼痛，痛处不移；或卧则腹坠似有物者（肝郁气滞之两胁及腹部胀痛有痞块者）。

【药证】桃仁、红花、五灵脂、当归、川芎、丹皮、赤芍、延胡索、乌药、香附、枳壳、甘草［瘀血阻滞膈下证（主治肝郁气滞，行气止痛作用较大）］。

【解析】血瘀而实，可谓阳明病内结之别称，其理亦同，此证病机为气血同病，归在阳明病。

身痛逐瘀汤《医林改错》

【症状】肩痛、臂痛、腰痛、腿痛等肢体痹痛，或周身疼痛经久不愈。

【药证】秦艽、羌活、川芎、桃仁、红花、没药、当归、五灵脂、地龙、牛膝、香附［瘀血痹阻经络证（活血行气，祛风除湿，通痹止痛）］。

【解析】此方是瘀血在里而表不解（按：特指有体表之症状，但非表证），身痛不休。活血则其病当愈。

太阳病篇有"里有蓄水而表不解"，阳明病热结大便实而不通，与在内的瘀血证同出一理。瘀血也是"实"，桃核承气汤也是实，所以说此方应该归到阳明病。

瘀血，可以脉涩，也可以脉紧，也可以脉弦。瘀血，放到阳明病中比较合适。

里病分阴阳，瘀血也是分阴阳，有寒热两头，热就是阳，寒就是阴。当然，有时候因寒而致的瘀血，会出现大实痛的阳性症状，疼痛得很厉害，我认为虽然看似属阳，但毕竟寒则属阴，所以，整体还是为阴性。或者说，病证属阴，而症状属阳。寒热有常而虚实无常。

七厘散《同寿录》

【症状】跌打损伤，筋断骨折之瘀血肿痛，或刀伤出血。并治无名肿毒，烧伤烫伤等。伤轻者不必服，只外敷。

【药证】乳香、红花、没药、血竭、朱砂、麝香、冰片、儿茶（跌打损伤，血瘀气滞之肿痛）。

【解析】跌打损伤虽为外科之证，但病变规律何分内外？病变规律是不出六经的啊。血瘀而成热毒者，亦可发为里证，此方便是。尤其是跌打损伤，最怕的就是大便干燥，你们去看看《医宗金鉴·外科心法》，大便干燥，随之就是瘀血内成，再往下就是津枯骨烂血败，就会变生他证。为什么说在外科证里面，活血药很重要？就是这个原因啊。乳香、没药、红花、血竭等等，这全是活血药。所以，该方要归入到阳明病里。

失笑散《太平惠民和剂局方》

【症状】心腹刺痛，或产后恶露不行，或月经不调，少腹急痛等。

【药证】蒲黄、五灵脂（瘀血停滞证）。

【解析】里证瘀血作痛，即为里实之瘀，可作阳明内证。然此方只针对妇科之说似不甚妥。

我用此方合柴胡剂，或合其他方，治心胸痛、胃脘痛，甚至是肺部肿瘤，也很奏效。所以单纯把它作为一个妇科病用方，是有失偏颇的。

活络效灵丹《医学衷中参西录》

【症状】心腹疼痛，腿痛臂痛，跌打瘀肿，内外疮疡以及癥瘕积聚等。

【药证】当归、丹参、生乳香、生没药（气血凝滞证）。

【解析】活络效灵丹与七厘散相同，就不多说了。

丹参饮《时方歌括》

【症状】心胃诸痛。

【药证】丹参、檀香、砂仁（血瘀气滞）。

【解析】此为阳明里证，血结于内，阻碍气之运行也。查其用药，以行气药为主，符合"气行血行"之理。

檀香、砂仁主要是行气，此方行气活血，有行气之功，气动血自动嘛。

桂枝茯苓丸《金匮要略》

【症状】妇人素有癥块，妊娠漏下不止，或胎动不安，血色紫黑晦暗，腹痛拒按，或经闭腹痛，或产后恶露不尽而腹痛拒按者，舌质紫暗或有瘀点，脉沉涩。

【药证】桂枝、茯苓、桃仁、芍药、丹皮（瘀阻胞宫证）。

【解析】瘀血于内本有癥块，其病为实而无虚象，我觉得里有瘀血也属于内实的现象，这个方子归之于阳明更佳，其为气阻血瘀而致，实性的瘀血已经结成实性的东西了，归于阳明更为可靠。若把这个方子归于太阴略有不妥。

十灰散《十药神书》

【症状】呕血、吐血、咯血、嗽血、衄血等，血色鲜红，来势急暴，舌红，脉数。

【药证】大黄、山栀、大蓟、小蓟、荷叶、侧柏叶、茅根、茜根、牡丹皮、棕榈皮（血热妄行之上部出血证）。

【解析】阳明病热迫血行于下，而为正治之证，热从小便而出。

四生丸《妇人大全良方》

【症状】吐血、衄血，血色鲜红，口干咽燥，舌红或绛，脉弦数。

【药证】生荷叶、生艾叶、生柏叶、生地黄（血热妄行）。

【解析】四生丸和十灰散正好相反，阳明之热迫血上行，从口鼻而出，伴有津枯液燥之证。

小蓟饮子《济生方》，录自《玉机微义》

【症状】血淋、尿血：尿中带血，小便频数，赤涩热痛，舌红，脉数。

【药证】生地黄、小蓟、滑石、木通、蒲黄、藕节、淡竹叶、当归、山栀子、甘草（热结下焦）。

【解析】阳明之热，热结下焦，热伤血液，兼有湿热不除。既有水又有热，伤及下面的血液，如果小便出现血尿，小蓟饮子很好使。

如果用小蓟饮子无效者，可以考虑用猪苓汤。有人说是否也可用小蓟饮子合上猪苓汤，我认为不用合，单用猪苓汤就可以。

小蓟饮子和猪苓汤有异曲同工之妙。小蓟饮子就是阳明之热在下边，灼迫阳络，小便就下血。猪苓汤则是水热互结于下而有伤津血之意。

《伤寒论》里面水饮证，在上面用苓桂术甘汤，心下悸；在中焦用五苓散；热在下面，用猪苓汤。

槐花散《普济本事方》

【症状】便前出血，或便后出血，或粪中带血，以及痔疮出血，血色鲜红或晦暗，舌红苔黄，脉数。

【药证】槐花、侧柏叶、荆芥、枳壳（风热湿毒，壅遏肠道，损伤血络证）。

【解析】槐花散用于阳明病热腐大肠而有痔疮者。如无效者，用四逆散合桂枝茯苓丸当有速效。

具体来说，如果出现了有痔疮还出血，用槐花散，其中的荆芥应该是荆芥穗，槐花散证就是个热腐大肠，长时间的热腐就会导致肉腐血腐，慢慢就长成痔疾了。如果用这个药无效，则用四逆散加桂枝茯苓丸，如果大便干燥则再加大黄；如果大便不干燥，有出血便血，则再加当归赤小豆散。

清燥救肺汤《医门法律》

【症状】身热头痛，干咳无痰，气逆而喘，咽喉干燥，鼻燥，心烦口渴，胸满胁痛，舌干少苔，脉虚大而数。

【药证】生石膏、桑叶、杏仁、枇杷叶、火麻仁、麦冬、阿胶、人参、甘草（温燥伤肺，气阴两伤证）。

【解析】阳明燥热伤津于上，肺津被伤而咳，无津液下达润于肠间，故以清热养津液于上，以火麻仁者润下大肠也，便通而咳止。

此理于《伤寒论》已明言，这是个阳明之热，但是可以用少阳病里的条文解释："上焦得通，津液得下，胃气因和，身濈然汗出而解。"那么，这种热，是少阳之热还是阳明之热呢？少阳之热可以解，阳明之热也可以解啊。少阳之热在上解后，津液可以下达，大便可以通，其热可以解；阳明里热解后，津液也自复啊。少阳、阳明有传变关系，少阳病半表半里，上面解了，津液下来了，大便也通了，身濈然汗出而解，因为胃气鼓动、振奋啊。阳明里边的热，也是这样啊，把热解了以后，还用火麻仁、阿胶、人参，胃气得健，津液得复，回到大肠，便通而咳止。少阳病和阳明病的这两种情况是一个道理啊。

如果真正的桂枝汤证或葛根汤证，有大便干燥，可不可以加大黄？也可以啊。清燥救肺汤不就是加火麻仁吗！

教材上讲清燥救肺汤"脉虚大而数"，这要活看，脉没有定式，《伤寒论》只有太阳病和少阴病告诉我们一个是脉浮，一个是脉微，其他的都不讲脉，为什么？脉没有定式！为什么没有定式，16条告诉你，"观其脉证，知犯何逆，随证治之"。随什么证？脉和证。证是规律，脉亦是规律，所以说脉证并治。

固经丸《丹溪心法》

【症状】月经过多，或崩中漏下，血色深红或紫黑稠黏，手足心热，腰膝酸软，舌红，脉弦数。

【药证】黄芩、黄柏、白芍、龟板、香附、椿树根（阴虚血热之崩漏，邓中甲言阴虚为本血热为因，出血为标，这三者造成的恶性循环）。

【解析】阳明病夹湿，趋于下而导致的带下之证。

观其用药龟板者，似有下元不足之意；椿根皮本身是治妇科月经淋漓；黄芩、黄柏主要用于泄热，这是个热迫血行；香附主要起行气止血、开郁结的作用。综合而论，看该方药物组成功效主要是热迫血行。

易黄汤《傅青主女科》

【症状】带下黏稠量多，色黄如浓茶汁，其气腥秽，舌红，苔黄腻者。

【药证】黄柏、车前子、山药、芡实、白果（肾虚湿热带下）。

【解析】固经丸是阳明病夹热下行导致的瘀血，易黄汤是阳明病夹湿下行导致的湿热带下，祛其湿，利其小便，则带下之证自止。若用"脱证""肾虚"来言病机，我持不同意见，我认为易黄汤证就是个湿热带下证。

所谓易黄，黄带如茶汁，易就是变化，黄带变成透明清晰，病就好了。我们一般用四妙散，有时也用点苦参。

带下有几种情况，如果是舌苔黄腻，带下色黄，下肢沉重，大便黏腻则为湿热带下，用四妙散；如果是腰痛如折或腰部隐隐冷痛，带下多白稠厚，则为寒湿带下，用肾着汤；还有带着经水不利，舌苔白腻，脉沉、脉弦或脉滑，这个白带多则用当归芍药散。这三种情况要分清楚。还有一种龙胆泻肝汤证，适用于外阴瘙痒，带有红肿热痛痒，以及生殖器疱疹。

牵正散《杨氏家藏方》

【症状】口眼㖞斜，或面肌抽动，舌淡红，苔白。

【药证】白附子、白僵蚕、全蝎（风痰阻于头面经络）。

【解析】应是寒由外至，内有瘀血，腠理中病，闭而不开，肌肉发僵，发为本证。三药共用，其效可信。从虚实角度而言，其证偏实，可归入阳明。

止痉散《流行性乙型脑炎中医治疗法》

【症状】痉厥，四肢抽搐等。顽固性头痛、偏头痛、关节痛。

【药证】蜈蚣、全蝎（肝风内动之抽搐痉厥）。

【解析】止痉散是个后世经验之方，归之太阴似有欠妥，看《金匮要略》的痉湿暍病篇的痉证，蜈蚣、全蝎皆有祛风之效，按痉湿暍的那个症状——中风、抽搐，全蝎、蜈蚣从药理上讲有祛风之效，故归为太阳可能稍有其意，但其亦非表证。

本方和牵正散类似，从虚实角度而言，其证偏实，可归入阳明。

玉真散《外科正宗》

【症状】破伤风。牙关紧急，口撮唇紧，身体强直，角弓反张，甚则咬牙缩舌，脉弦紧。

【药证】白附子、南星、羌活、防风、白芷、天麻（风痰，方中药性偏于温燥，易耗气伤津，破伤风而见津气两虚者，不宜使用；肝经热盛动风者忌用）。

【解析】本病应为内痰夹风而致，放入太阴病欠妥。

本方和牵正散类似，从虚实角度而言，其证偏实，可归入阳明。

钩藤饮《医宗金鉴》

【症状】小儿天钓（搐盛多热者）。壮热惊悸，牙关紧闭，手足抽搐，头目仰视等。

【药证】羚羊角、人参、甘草、钩藤、全蝎（肝热动风而抽搐较甚）。

【解析】此为阳明病热极而伤津，津液不足，肌肉失去津液濡养，枯燥而拘挛抽搐所致。方中用参草者有伤津之因，有健胃之意。用羚羊角是因热极，此热是由内而发，患者体温不会高，体温高不能用这个方子。

本方症状中曰"壮热惊悸"，我认为值得商榷，真正的壮热用这个方子我认为恐难奏效，因为壮热就是阳明病白虎汤证。有人对本方的症状补充增加"头涨痛，面红如醉"，我认为是不正确的。因为若有"头涨痛，面红如醉"，用羚羊角肯定不好使，必须得用石膏。

朱砂安神丸《内外伤辨惑论》

【症状】失眠多梦，惊悸怔忡，心烦神乱，或胸中懊恼，舌尖红，脉细数。

【药证】朱砂、黄连、当归、生地黄、甘草（心火亢盛，阴血不足证）。

【解析】阳明之热，扰动心神，夜寐难眠。方中当归、生地有清热、养血、安神之意，非血虚，解"血分之热"必有重镇的当归、生地，所以若有人言此方含有"血虚"，我认为似欠妥当。

第二节　阳明病"里虚"（虚热等）

六味地黄丸《小儿药证直诀》

【症状】腰膝酸软，头晕目眩，耳鸣耳聋，盗汗，遗精，消渴，骨蒸潮热，手足心热，口燥咽干，牙齿动摇，足跟作痛，小便淋漓以及小儿囟门不合，舌红少苔，脉沉细数。

【药证】熟地、山萸肉、山药、泽泻、茯苓、丹皮（肝肾阴虚证，三补三泻，补药用量重于"泻药"，脾虚泄泻者慎用）。

【解析】阴精不足于下，伴水湿内泛，本方养阴补虚祛水。

阴阳，包括三阴三阳：有阳实证就有阳虚证，有阴实证也应该有阴虚证。像《金匮要略》上讲的百合狐惑病（阳病救阴、阴病救阳），应该是单独列出来的两纲，当然，也可把这两纲合入《伤寒论》六经辨证。当然，在《伤寒论》里的确很少有这类内容，而是放到《金匮》里了（如麦门冬汤）。对了，《伤寒论》里的猪肤汤，算是纯粹的虚热。猪肤汤就是针对虚热灼津，治疗咽喉病。

我提出个想法，一阳分三阳，一阴分三阴。

有一个实热，反过来，应该有一个虚热。像上面这些方子，就是虚热。

虚热证里，因虚致实的，归到阳性证里，归到阳明病里是可以的。因虚没致实的这一类虚热病往哪归呢？当然，在《伤寒论》里，这样的方子并不多，似乎只有猪肤汤。有实性的热，肯定有虚性的热，虚性的热在《伤寒论》里其规律没有讲透，但在《金匮》的百合狐惑病里讲得很清楚，百合病见于阴者以阳法救之，见于阳者以阴法救之。见阳攻阴，复发其汗，此为逆也。见阴攻阳，乃复下之，此亦为逆。这就是针对整个虚性病讲的。对于虚寒，见于阴者以阳法救之，太阴病就用四逆汤。对于虚热，在三阳病里见得少，虚热，麦门冬汤、猪肤汤都是啊，虚性的热。

有人问：虚热是不是分为两种，一种是纯粹的虚热，一种是在虚热基础上夹有实热，像麦门冬汤、增液汤，已经在虚热的基础上部分化实热，当然这个实热也不是很重。——对这种说法，我认为这是因热致实了，所以说麦门冬汤、增液汤也可以归到阳明病。但是，琼玉膏、玉液汤这类纯粹的虚热如何归类呢？

我自己的思路也是历经多个改变，如果考虑到"热"，可以往阳明病归类；如果考虑到"虚"，可以往太阴病归类；还可以因为虚实皆有而归入厥阴病。经过反复权衡，多方对比，我决定把虚热放入阳明病，因为从诊断的角度来说，虚热有热象。

所以，如果谈及"六经辨证"，必须首先要明确说明"六经"的清晰界定。我的学术体系的"六经"，采取病位、病性结合的六经。虚热、实寒，在《伤寒论》教材中没有给予明确的归属，我认为应该给予六经归类。虚热隶属阳明病，实寒隶属太阴病。如此而言，则阳明病在多属"实"的基础上，要增加"阳明偏虚"——虚热；太阴病在传统多"虚"的基础上，要增加"太阴偏实"——实寒。

	阳			阴	
表	表阳/太阳病			表阴/少阴病	
里	里阳/阳明病	实热（含结实）		里阴/太阴病	虚寒
		虚热			实寒
半表半里	半阳/少阳病			半阴/厥阴病	

知柏地黄丸《医方考》

【症状】头目昏眩，耳鸣耳聋，虚火牙痛，五心烦热，腰膝酸痛，血淋尿痛，遗精梦泄，骨蒸潮热，盗汗颧红，咽干口燥，舌质红，脉细数。

【药证】熟地、山萸肉、山药、泽泻、茯苓、黄柏、知母、丹皮（肝肾阴虚，虚火上炎证）。

【解析】虚热于下，水液不行。此方功在利水滋阴解热。实为百合病"救阴祛水"之法。此方之热为虚热而非实热，其药知母、黄柏本身有退虚热之功。

杞菊地黄丸《麻疹全书》

【症状】两目昏花，视物模糊，或眼睛干涩，迎风流泪等。

【药证】熟地、山萸肉、山药、泽泻、枸杞子、茯苓、菊花、丹皮（肝肾阴虚证）。

【解析】阴液不足，虚热趁势上乘于目，加枸杞、菊花可治眼睛干涩昏花。

麦味地黄丸《医部全录》引《体仁汇编》

【症状】虚烦劳热，咳嗽吐血，潮热盗汗

【药证】熟地、山萸肉、山药、泽泻、茯苓、麦冬、五味子、丹皮（肺肾阴虚证）。

【解析】里虚有热，阴液不足，虚热上犯于肺作咳，透表达里，实为救阴之法。

都气丸《症因脉治》

【症状】咳嗽气喘，呃逆滑精，腰痛。

【药证】熟地、山萸肉、山药、泽泻、茯苓、五味子、丹皮（肺肾两虚证）。

【解析】其理同上。

以上四方，虽有加减，机理略同。

滋阴补肾	知柏地黄丸	偏于滋阴降火	适用于阴虚火旺、骨蒸潮热、遗精盗汗之证
	杞菊地黄丸	偏于养肝明目	适用于肝肾阴虚、两目昏花、视物模糊之证
	麦味地黄丸	偏于滋肾敛肺	适用于肺肾阴虚之喘嗽
	都气丸	偏于滋肾纳气	适用于肾虚喘逆

左归丸《景岳全书》

【症状】头晕目眩，腰酸腿软，遗精滑泄，自汗盗汗，口燥舌干，舌红少苔，脉细。

【药证】熟地、山茱萸、山药、牛膝、鹿角胶、龟板胶、菟丝子（真阴不足证，纯补之剂。脾虚泄泻者慎用）。

【解析】津亏血少，上不能濡养头目，则头晕、目眩、眼花；下不能濡养筋骨，则腰酸腿软，遗精滑泄。诸症皆为虚象，观其药皆为填补真虚之品。

左归饮《景岳全书》

【症状】腰酸遗泄，盗汗，口燥咽干，口渴欲饮，舌尖红，脉细数。

【药证】熟地、山茱萸、山药、枸杞子、茯苓、甘草（真阴不足证，纯补之剂）。

大补阴丸《丹溪心法》

【症状】骨蒸潮热，盗汗遗精，咳嗽咯血，心烦易怒，足膝疼热，舌红少苔，尺脉数而有力。

【药证】熟地、龟板、猪脊髓、蜂蜜、黄柏、知母（阴虚火旺证。若脾胃虚弱、食少便溏，以及火热属于实证者不宜使用）。

【解析】虚热内生，灼其津液。厚味滋阴，填其不足。知母、黄柏退其虚热。

虎潜丸《丹溪心法》

【症状】腰膝酸软，筋骨痿弱，腿足消瘦，步履乏力，或眩晕，耳鸣，遗精，遗尿，舌红少苔，脉细弱。

【药证】熟地、龟板、锁阳、虎骨、干姜、陈皮、白芍、黄柏、知母（肝肾不足，阴虚内热之痿证）。

【解析】此证为真正的里虚，里虚血弱，精枯液少。方义应为《金匮要略》之虚劳证填补之法。腰膝酸软，筋骨痿弱，腿足消瘦，步履乏力，或眩晕，耳鸣，遗精，遗尿……真是虚劳啊。虚劳病需要辨证，单纯用温补，也不一定对！虚劳证治，要看《金匮要略》，虚劳亦分部位，在中者小建中汤，在下者桂附地黄丸。

加减复脉汤《温病条辨》

【症状】身热面赤，口干舌燥，脉虚大，手足心热甚于手足背者。

【药证】熟地、白芍、麦冬、阿胶、麻仁、甘草（炙甘草汤去益气温阳之参、枣、桂、姜，加养血敛阴之白芍）（温热病后期，邪热久羁，阴液亏虚证）。

【解析】虽言复脉，实为救里，与大定风珠之理相同。这是个虚性的热，与百合病救阴救阳法相同。

增液汤《温病条辨》

【症状】大便秘结，口渴，舌干红，脉细数或沉而无力。

【药证】玄参、生地、麦冬（阳明温病，津亏便秘证）。

【解析】在里证中，虚热灼津，可见阳性症状，虚热也表现阳性病的症状。本方乃虚热为患，日久津虚液枯，此为"增水行舟"之法，也为"甘寒救阳"之法，实为《金匮》百合病之阴阳互救之法，当细审之。

本方虽为大便干燥，但要明白，这个热不是实性之热，而是虚热灼津的阳性症状，不是真正的实热啊。

看该方的症状，大便秘结，口干渴，生地、麦冬、玄参本身能解热，但是养津液之中又有清热之功，而非单纯的清热。单纯的清热，应该用石膏、大黄。本方要多从《金匮要略·百合狐惑病》中的阴阳互救法去思考。

麦门冬汤《金匮要略》

【症状】虚热肺痿：咳嗽气喘，咽喉不利，咯痰不爽，或咳唾涎沫，口干咽燥，手足心热，舌红少苔，脉虚数；胃阴不足证：呕吐，纳少，呃逆，口渴咽干，舌红少苔，脉虚数。

【药证】麦门冬、半夏、粳米、人参、甘草、大枣（虚热肺痿，胃阴不足证）。

【解析】里之虚热，上灼肺咽，干咳而咽喉不利，以甘寒救阴之法救之，妙极。这个方子，有粳米、大枣、甘草、人参、麦冬，主要是养胃。一定要明白这个热是虚性的热，不是实性的热。

问：虚热也可以化成实热？比如黄连阿胶汤证？

答：虚实本身就可以夹杂的，比如，增液承气汤就是因为津液亏乏，虚性热导致的实证，但是，"本"还是虚的，这是甘寒救阴之法，又是和阴和阳之法。

任何一个问题都有正反面。

麻黄汤是所谓的阳气足，就是津液足；麻黄附子细辛汤就是津液不足。

大承气汤就是正气强盛，津液足；增液汤就是不足。

小柴胡汤咽喉不利，口苦咽干，那是热盛，里边也盛，正气不虚；麦门冬汤就不是这样，而是里热胃又虚，需要甘寒养胃。

麦冬这个药专门治胃络脉绝，《神农本草经》上有记载。伤寒寒热，胃络脉绝，所以用麦冬养胃气，胃气一好，里面的虚热就自解，就自和啦。麦冬本身能解热。有人问，如果热得厉害了，是否可以再加上生石膏？可以啊，真正有热的时候可以加石膏。

益胃汤《温病条辨》

【症状】胃脘灼热隐痛，饥不欲食，口干咽燥，大便干结，或干呕、呃逆，舌红少津，脉细数。

【药证】沙参、麦冬、冰糖、生地、玉竹（胃阴损伤证）。

【解析】里虚热而伤胃之津液，无津上行，咽干口燥；无津下行，肠枯便燥。观其药为生津养胃之法，临床验之颇效。

这个方子我还是经常用的，胃脘灼热，是个虚热。隐痛，饥不欲食，胃气不振奋，里边有虚火烧灼，没法正常工作，光去对抗这个虚热了，哪还有消化食物的能力？没有消化食物的能力，谷气从哪来？谷气不能来，不能下行大肠，大便肯定是干燥的。所以这个方子用甘味之法，是虚性的热导致实性的病。跟前面的增液汤有异曲同工之意。

但是没有大便干燥，这个方子照样可以用。重点看舌红少苔，脉细数。

玉液汤《医学衷中参西录》

【症状】消渴。口干而渴，饮水不解，小便数多，困倦气短，脉虚细无力。

【药证】生黄芪、生山药、五味子、天花粉、知母、葛根、鸡内金（消渴气阴两虚证）。

【解析】里虚有热，上不制下，胃气失制，此真里虚也。

《内经》上有一段话，胃为肾之关。胃气不足，摄纳无力，小便自己就跑出来了。

黄芪有实表之功，凡是孔窍有病，都能治疗。要是真正孔窍有病的话，包括重症肌无力、眼皮下垂，如果真是孔窍功能失常，因虚而无力，用黄芪大概都好使。这就是"上不制下"，这是个真虚证，真是个虚热证。

所以，这个方证有小便数的症状，其理跟肾著汤有点类似。肾著汤是虚性夹寒，玉液汤是虚性夹热。玉液汤的症状是：口干而渴，饮水不解，小便数多。

琼玉膏申铁翁方，录自《洪氏集验方》

【症状】干咳少痰，咽燥咯血，肌肉消瘦，气短乏力，舌红少苔，脉细数。

【药证】人参、茯苓、生地、白蜜（肺痿肺肾阴亏证）。

【解析】里虚有热，上灼肺津，中伤胃气，精气俱消。伤了胃气水谷，而胃气水谷是长肌肉的，所以说不充实于肌肉，这个人就肌肉消瘦。观其用药，不外就是益胃滋液。所以说此方主要还是以健胃养液为主。

干咳少痰，是个虚热啊，琼玉膏里边有生地，有人参，有白蜜，生地是个凉药，有滋阴之功，既能健也能清。

单论此方症状"干咳少痰，咽燥咳血，肌肉消瘦，气短乏力，舌红少苔，脉细数"，若按六经辨证，可用麦门冬汤。

百合固金汤《慎斋遗书》

【症状】咳嗽气喘，痰中带血，咽喉燥痛，头晕目眩，午后潮热，舌红少苔，脉细数。

【药证】百合、生地、熟地、麦冬、玄参、白芍、当归、贝母、桔梗、甘草（肺肾阴亏，虚火上炎证）。

【解析】百合固金汤也是百合病里的阴阳互救之法，此方言其固金者，实则是保肺津，保津液。观其药物，重用百合而救其肺也，实质是《金匮要略》里的百合狐惑病篇里的"阳病救阴"之法，出现的咳嗽气喘、痰中带血、头晕目眩、午后潮热，实际上是个虚热。

补肺阿胶汤《小儿药证直诀》

【症状】咳嗽气喘，咽喉干燥，喉中有声，或痰中带血，舌红少苔，脉细数。

【药证】牛蒡子、马兜铃、杏仁、阿胶、糯米、甘草（小儿肺阴虚兼有热证）。

【解析】本方主要治痰中带血，这是虚性燥热，虚热灼伤津液，日久伤及血络，肺燥而咳，随之咳血。按方义来说，此方应属百合病中"见阳以阴法救之"，麦门冬汤治此病亦合此意。

大定风珠《温病条辨》

【症状】手足瘛疭，形消神倦，舌绛少苔，脉气虚弱，时时欲脱。

【药证】鸡子黄、阿胶、生地、白芍、麦冬、麻仁、五味子、甘草、生龟板、生龙骨、生牡蛎（阴虚风动证）。

【解析】定风二字，别有意趣。观其药物，皆滋补养阴清热之品，何来风说？实为津液虚而虚热生，虚火灼津，百脉不得濡养，此为甘寒救阴之法。《伤寒》中早有明言，《金匮》百合病中救阴救阳法其理详备。

三甲复脉汤《温病条辨》

【症状】热深厥甚，心中憺憺大动，甚则心中痛，或手足蠕动，舌绛少苔，脉细促。

【药证】阿胶、生地、白芍、麦冬、麻仁、甘草、生龟板、生龙骨、生牡蛎（温病邪热久羁下焦，阴虚风动证）。

【解析】与百合病救阴救阳法相同。

阿胶鸡子黄汤《通俗伤寒论》

【症状】筋脉拘急，手足瘛疭，心烦不寐，或头目眩晕，舌绛少苔，脉细数。

【药证】阿胶、鸡子黄、生地、白芍、甘草、钩藤、络石藤、茯神木、生牡蛎、石决明（邪热久羁，阴血不足，虚风内动）。

【解析】与百合病救阴救阳法相同。

天王补心丹《校注妇人良方》

【症状】心悸怔忡，虚烦失眠，神疲健忘，或梦遗，手足心热，口舌生疮，大便干结，舌红少苔，脉细数。

【药证】生地、天冬、麦冬、酸枣仁、柏子仁、当归、玄参、远志、丹参、人参、茯苓、朱砂、桔梗（阴虚血少，神志不安证）。

【解析】津血不足于内，不能上养其心，心主血脉，血脉空虚，诸症乃出。依《伤寒》法，此方应以炙甘草汤为底方套出，若按六病辨证，亦可用炙甘草汤（注：炙甘草汤属于阴阳两虚，既有阳明里虚，也有太阴里虚）。本方为虚热，我认为似乎不应该出现口舌生疮症状，君以为然否？

酸枣仁汤《金匮要略》

【症状】虚烦失眠，心悸不安，头目眩晕，咽干口燥，舌红，脉弦细。

【药证】酸枣仁、茯苓、甘草、川芎、知母（肝血不足，虚热内扰证）。

【解析】里虚血少生热，烦不得眠，热非实而血不足，是血不足而导致的烦，以此方养血，血足虚热自去而眠自安。

第四章　太阴病

第一节　太阴病"里实"

大黄附子汤《金匮要略》

【症状】腹痛便秘，胁下偏痛，发热，手足厥冷，舌苔白腻，脉弦紧。

【药证】大黄、附子、细辛（寒积里实证，"证实无虚"）。

【解析】寒实内结，胁下作痛，便亦不通。附子、细辛起沉寒客冷，大黄泻其结实，药味虽少，其力宏大。经方药专力宏，由此方可见一斑。

此方为太阴与寒实同时存在，太阴之寒与里之实（里实而非里热），实体现在胁下偏痛嘛！

苏合香丸《广济方》，录自《外台秘要》

【症状】突然昏倒，牙关紧闭，不省人事，苔白，脉迟。亦治心腹卒痛，甚则昏厥。

【药证】苏合香、麝香、冰片、安息香、木香、香附、丁香、沉香、白檀香、乳香、荜茇、水牛角、朱砂、白术、诃子［寒邪秽浊，闭阻机窍（寒闭证），寒凝气滞］。

【解析】本证为太阴重急症，后世谓寒闭当属温开，实乃温病之阴性病。我在临床没经历过此证，不敢妄言。此方用药全是温性、行气药物，所以说"温病学"言其为寒闭，当属温开。

冠心苏合丸《中国药典》

【症状】心绞痛。胸闷，憋气。

【药证】苏合香、冰片、乳香、檀香、木香（痰浊气滞血瘀）。

【解析】太阴里寒，闭而不开，气血滞而不行，其理同上。观其用药，檀香、木香、乳香皆为行气开窍之品，应为寒实而气闭之病，就是寒实而凝、气则不行而导致的"闭"。然临证我未经验证。

紫金锭《丹溪心法附余》，又名玉枢丹

【症状】暑令时疫。脘腹胀闷疼痛，恶心呕吐，泄泻，痢疾，舌润，苔厚腻或浊腻，以及痰厥。外敷治疗疔疮肿毒，虫咬损伤，无名肿毒、痄腮、丹毒、喉风等。

【药证】雄黄、文蛤、山慈菇、大戟、千金子、朱砂、麝香（秽恶痰浊）。

【解析】峻下痰浊，开窍醒神，旨在速效。方中均为峻下之药，速去其邪，一味补药都没有。

枳实薤白桂枝汤《金匮要略》

【症状】胸痹。胸满而痛，甚或胸痛彻背，喘息咳唾，短气，气从胁下冲逆，上攻心胸，舌苔白腻，脉沉弦或紧。

【药证】薤白、瓜蒌、枳实、厚朴、桂枝（胸阳不振，痰气互结）。

【解析】太阴痰盛，上攻于心，痰阻心包，故为胸痹，以行气化痰法甚好。用枳实行气的力量比较强。

瓜蒌薤白白酒汤《金匮要略》

【症状】胸痹轻证。胸部满痛，甚至胸痛彻背，喘息咳唾，短气，舌苔白腻，脉沉弦或紧。

【药证】薤白、瓜蒌、白酒（胸阳不振，痰气互结之胸痹轻证）。

【解析】太阴之里，痰阻心包，阴寒内盛，一可化痰，二以白酒温通血脉，临证速效。只要是阳微阴弦、痰饮过盛导致的蒙蔽心包、上冲心胸的胸痹证都可用，但一定要用白酒。

瓜蒌薤白半夏汤《金匮要略》

【症状】胸痹而痰浊较甚，胸痛彻背，不能安卧者。

【药证】薤白、瓜蒌、半夏、白酒（痰浊较甚）。

【解析】其理同上。

半夏厚朴汤《金匮要略》

【症状】梅核气。咽中如有物阻，咯吐不出，吞咽不下，胸膈满闷，或咳或呕，舌苔白润或白滑，脉弦缓或弦滑。

【药证】半夏、茯苓、生姜、厚朴、苏叶（痰气郁结于咽喉）。

【解析】太阴痰湿，夹气上行，结于喉间，古人曰梅核气。《金匮要略》曰：妇人咽中如有炙脔。这就是痰气互结于喉间的主要症状，咽喉不利。临证可以速效，于咽喉不利的干咳无痰或少量有痰亦可速效。

如有外感，可配麻杏石甘汤；如无外感而有少阳证的，可配柴胡剂。

延胡索汤《济生方》

【症状】妇人室女，七情伤感，遂使气与血并，心腹作痛，或连腰胁，或连背膂，上下攻刺，经候不调，一切血气疼痛，并可服之。

【药证】肉桂、甘草、当归、蒲黄、赤芍、姜黄、乳香、没药、延胡索、木香［气滞血瘀作痛属寒（一切血气疼痛）］。

【解析】太阴里寒血凝气阻，上下皆痛，以活血温化血液为主，别无他意。

此方所示症状，乃为血寒、血虚于下，以四逆散合当归四逆汤亦为有效。要是心腹作痛再合上失笑散。

厚朴温中汤《内外伤辨惑论》

【症状】脘腹胀满或疼痛，不思饮食，四肢倦怠，舌苔白腻，脉沉弦。

【药证】干姜、草豆蔻、茯苓、甘草、厚朴、陈皮、木香（脾胃寒湿气滞证，或客寒犯胃致脘痛呕吐。精研李东垣学说的高建忠先生评述：在厚朴温中汤方中，东垣论中明言"脾胃虚寒""戊火已衰"，但方中只治邪实，未及正虚，并未标本同治）。

【解析】太阴本寒，温中行气为上，本证为正治之法。

从本方所示症状来看，不思饮食、四肢倦怠、脘腹胀满，没有下利的症状，按六经辨证亦可用厚姜半甘参汤，以健胃为主。单据所示症状而言，我认为厚朴温中汤恐怕没有厚姜半甘参汤好用。

良附丸《良方集腋》

【症状】胃脘疼痛，胸胁胀闷，畏寒喜温，苔白脉弦以及妇女痛经等。

【药证】高良姜、香附（肝胃气滞寒凝证）。

【解析】太阴里寒，温而行之，此为后世之法，临证验之有疗效。

此方所示症状，若按六经辨证，可用理中汤，更为快捷。我曾经治疗过一个男性患者，夏天都穿皮坎肩，我给他用理中汤，7年的病很快就好了（此证亦有用柴胡桂枝干姜汤的机会，当审证用之）。

天台乌药散（乌药散）《圣济总录》

【**症状**】小肠疝气，少腹引控睾丸而痛，偏坠肿胀，或少腹疼痛，苔白，脉弦。

【**药证**】乌药、高良姜、小茴香、巴豆、木香、青皮、槟榔、川楝子（肝经寒凝气滞证）。

【**解析**】太阴里证，寒偏于下者。

此方所示症状《金匮要略》曰寒疝，寒疝要是疼得厉害，可予乌头桂枝汤或当归生姜羊肉汤。少腹引控睾丸而痛，或少腹疼痛，苔白，就是寒疝的症状。当归生姜羊肉汤能温里，温里则气自行。用乌头和附子是一样的，其意为身体的某个功能不行了，衰退了。乌头桂枝汤包括桂枝汤，既可以里又可以外，气血因此而得以调畅。

四磨汤《济生方》

【**症状**】胸膈烦闷，上气喘急，心下痞满，不思饮食，苔白脉弦。

【**药证**】乌药、人参、槟榔、沉香（七情所伤，肝气郁结证）。

【**解析**】太阴本寒，胃气亦弱，其浊不降，气反上冲致痞满，在胃这里就成为满，此方有健胃行气之功。

此方所示症状，亦可用四逆散加平胃散加党参。

橘核丸《济生方》

【**症状**】寒湿疝气。睾丸肿胀偏坠，或坚硬如石，或痛引脐腹，甚则阴囊肿大，轻者时出黄水，重者成脓溃烂。

【药证】肉桂、橘核、海藻、昆布、海带、木通、川楝子、厚朴、枳实、延胡索、木香、桃仁（寒湿疝气）。

【解析】太阴里证，痰湿裹挟，下流阴股，发为本证。观其方药皆为温通化痰软坚之品。

本方所示症状"阴囊肿大，轻者时出黄水，重者成脓溃烂"，我曾经治愈过湿热并重型的睾丸区域流黄水而痛不欲生的病患，所开处方皆为清热利湿之品，以龙胆泻肝汤治愈。当然我所治愈的这个案例为阳性证，为少阳阳明实热夹水往下来。而橘核丸则为阴性证。两方恰相对应。

暖肝煎《景岳全书》

【症状】睾丸冷痛，或小腹疼痛，疝气痛，畏寒喜暖，舌淡苔白，脉沉迟。

【药证】肉桂、小茴香、当归、枸杞子、茯苓、生姜、乌药、沉香〔肝肾不足，寒滞肝脉证（寒凝气滞）〕。

【解析】太阴之里，因寒为病，亦属寒疝之列。本方全是温性的药，乌药、肉桂、小茴香以行气温里为主。主要针对少腹寒痛，沉寒在下，睾丸冷痛，疝气痛，畏寒肢冷。

本方可以和《金匮》腹满寒疝篇详参，看了那篇，就能看明白这个方子了。本方所示症状，若按六经辨证，可用乌头汤、当归生姜羊肉汤、大乌头煎。

小半夏汤《金匮要略》

【症状】呕吐痰涎，口不渴，或干呕呃逆，谷不得下，小便自利，舌苔白滑。

【药证】半夏、生姜（痰饮呕吐）。

【解析】太阴之里，寒饮为重，上逆则呕吐清水，方药虽少，精妙可见，用于临证，实为可靠。

此方治疗水饮上泛，呕吐恶心胃脘不舒，很有效。半夏豁痰又能化痞散结，又能温胃，生姜既能温胃又直驱太阴痰水之邪。

平胃散《简要济众方》

【症状】脘腹胀满，不思饮食，口淡无味，恶心呕吐，嗳气吞酸，肢体沉重，怠惰嗜卧，常多自利，舌苔白腻而厚，脉缓。

【药证】苍术、厚朴、陈皮、甘草、生姜、大枣（湿滞脾胃证）。

【解析】太阴里湿，壅塞滞满，此为行气祛湿法。湿重而腹胀满可用本方。如湿轻而虚满者，用厚姜半甘参汤。一实一虚。若实满兼大便干燥用小承气汤，或用本方加大黄。

五苓散《伤寒论》

【症状】小便不利，头痛微热，烦渴欲饮，甚则水入即吐；或脐下动悸，吐涎沫而头目眩晕；或短气而咳；或水肿、泄泻。舌苔白，脉浮或浮数。

【药证】桂枝、猪苓、泽泻、白术、茯苓（水湿内盛，膀胱气化不利之蓄水证）。

【解析】水停于内，小便不利，里不和者外不解。水不去则表证不解，小便一利表证自解。

《伤寒论》里讲水湿有几种：

（1）表证不解，小便不利，用桂枝去桂加茯苓白术汤；

（2）没有表证，水气在上，导致心下逆满，气上冲胸，起则头眩，用苓桂术甘汤；

（3）水气在中，口渴，渴而不解，水入即吐的是五苓散；

（4）渴而脉浮，水在于下，表证不解的是猪苓汤，就相当于后世的泌尿系感染，废水不去，表证不解，导致发烧不退。西医也叫炎症。

上述皆可没有表证，当然也可以兼有表证，里水去而表证自解。若五苓散兼表证，则该方也可归属"太阳病夹水"。

四苓散/汤《丹溪心法》

【症状】小便赤少，大便溏泄。

【药证】猪苓、泽泻、白术、茯苓（四苓散即五苓散去桂枝）（功专淡渗利水，主治水湿内停，小便不利诸证。脾胃虚弱，水湿内停证）。

【解析】太阴里湿，下趋大肠，水谷不别而为溏泄，利小便走前阴，大便自实，妙哉。

胃苓汤《世医得效方》

【症状】夏秋之间，脾胃伤冷，水谷不分，泄泻如水，以及水肿、腹胀、小便不利者。

【药证】猪苓、泽泻、白术、茯苓、桂枝、苍术、陈皮、厚朴、炙甘草。

【解析】太阴中满夹湿，用行气健胃祛湿法，不必拘泥夏秋之间，四季皆可有。

茵陈五苓散《金匮要略》

【症状】湿热黄疸，湿重于热，小便不利者。

【药证】茵陈、猪苓、泽泻、白术、茯苓、桂枝［湿热（湿重于热）］。

【解析】内湿为黄疸（内为湿热，发为黄疸），以小便不利为第一要义。湿重而热轻，若归于阳明病是不对的，应归入太阴病为宜。虽有热，但以湿为重，有热，茵陈本身就可解热。《本经》上说"茵陈，治黄疸，伤寒寒热"。此方治疗所治黄疸偏于阴黄。

五皮散《华氏中藏经》

【症状】一身悉肿，肢体沉重，心腹胀满，上气喘急，小便不利，以及妊娠水肿，苔白腻，脉沉缓。

【药证】生姜皮、桑白皮、茯苓皮、陈皮、大腹皮（脾虚湿盛，气滞水泛之皮水证）。

【解析】太阴里水，小便不利，外发身肿，《金匮》曰：脉沉者当责有水。妙在生姜皮一味，既可开表，又可利水，有提壶揭盖之意，临床用之，疗效可靠。

苓桂术甘汤《金匮要略》

【症状】胸胁支满，目眩心悸，短气而咳，舌苔白滑，脉弦滑或沉紧。

【药证】茯苓、白术、甘草、桂枝（中阳不足之痰饮）。

【解析】太阴之里，水饮夹气上冲，《伤寒》谓误下之候，殊不知素有水饮亦可发病，需明鉴。不一定是"下之后"，不必拘泥条文，有的人一发病就是水饮上冲，太阴病里有水饮。

二陈汤《太平惠民和剂局方》

【症状】咳嗽痰多，色白易咯，恶心呕吐，胸膈痞闷，肢体困重，或头眩心悸，舌苔白滑或腻，脉滑。

【药证】陈皮、半夏、茯苓、甘草、生姜、乌梅（湿痰证）。

【解析】太阴里证，湿聚为痰。实为小半夏加茯苓汤之加味而成，旨在化痰饮健胃气。痰饮在中焦，进入四肢则肢体困重，往上来就头晕目眩、恶心呕吐。

导痰汤《传信适用方》引皇甫坦方

【症状】痰厥证。头目眩晕，或痰饮壅盛，胸膈痞塞，胁肋胀满，头痛呕逆，喘急痰嗽，涕唾稠黏，舌苔厚腻，脉滑。

【药证】陈皮、半夏、茯苓、天南星、枳实、生姜（痰湿夹气郁）。

【解析】太阴痰盛，向上则蒙蔽清窍；聚痰于中，则脘腹疼痛。

据《伤寒》法，此方所示症状，亦可视为少阳夹痰饮。胸膈痞塞，胁肋胀满，头痛呕逆，可视为少阳证。喘急痰嗽，涕唾稠黏，舌苔厚腻，脉滑，可视为痰饮内犯。如此，可与小柴胡合苓桂术甘汤加竹茹。

涤痰汤《奇效良方》

【症状】舌强不能言，喉中痰鸣，辘辘有声，舌苔白腻，脉沉滑或沉缓。

【药证】陈皮、半夏、枳实、茯苓、天南星、竹茹、人参、甘草、石菖蒲（中风痰迷心窍证）。

【解析】痰阻舌窍，口不能言，健胃祛痰，实为健胃法。陈皮、半夏、枳实、茯苓、人参、甘草，所有祛痰都要健胃，此方健胃尤为明显。对脑中风后遗症，舌强不能言者有效，可再加石菖蒲。

金水六君煎《景岳全书》

【症状】咳嗽呕恶，喘急痰多，痰带咸味，或咽干口燥，自觉口咸，舌质红，苔白滑或薄腻。

【药证】陈皮、半夏、茯苓、甘草、生姜、熟地、当归（肺肾阴虚，湿痰内盛证）。

【解析】咸痰上泛，意在健胃祛痰，反以熟地、当归滋腻，思不得解，在此特求教高明者。

本方咳嗽咸痰，和后世的肾虚水泛有关系，但是否肾虚，是否当归、熟地之证，我颇为怀疑，因为苔白滑或薄腻，用当归、熟地似为不妥。

温胆汤《三因极一病证方论》

【症状】胆怯易惊，头眩心悸，心烦不眠，夜多异梦；或呕恶呃逆，眩晕，癫痫。苔白腻，脉弦滑。

【药证】陈皮、半夏、茯苓、枳实、竹茹、甘草、生姜（胆郁痰扰证）。

【解析】名为温胆，实为太阴痰湿，其药皆健胃化痰之品。痰之为病，错综复杂，可内可外，可上可下。内可为咳喘，外可为痰核流注。此方对咳吐黄痰、头晕目眩、失眠多梦，甚至癫痫属太阴病痰饮病的都有效。

但是大家要注意对温胆之方名正确理解，本方实为健胃祛痰法，与胆无关。有人会说，也许是根据症状而命名，所谓胆怯易惊，胆主决断。

但我认为，这样命名恐让后学者误会：伤了心脏也胆怯，心主神明，那也可叫温心汤吗？

十味温胆汤《世医得效方》

【症状】触事易惊，惊悸不眠，夜多恶梦，短气自汗，耳鸣目眩，四肢浮肿，饮食无味，胸中烦闷，坐卧不安，舌淡苔腻，脉沉缓。

【药证】陈皮、半夏、茯苓、枳实、甘草、生姜、熟地、五味子、酸枣仁、人参、远志（温胆汤去竹茹，加人参、熟地、五味子、酸枣仁、远志）（心胆虚怯，痰浊内扰证）。

【解析】其理同上，不过是痰湿夹其虚候，有痰饮，又有虚证，人参、熟地、五味子、酸枣仁、远志补虚。

苓甘五味姜辛汤《金匮要略》

【症状】寒饮咳嗽。咳痰量多，清稀色白，或喜唾涎沫，胸满不舒，舌苔白滑，脉弦滑。

【药证】茯苓、甘草、干姜、细辛、五味子［寒饮咳嗽（脾阳不足，寒从中生，聚湿成饮，寒饮犯肺所致）。证无表寒，寒饮尚存，饮邪较重］。

【解析】太阴寒痰上迫于肺，发为咳喘，实为温里化痰之法。温化水饮、温化痰饮。

三子养亲汤《皆效方》，录自《杂病广要》

【症状】咳嗽喘逆，痰多胸痞，食少难消，舌苔白腻，脉滑。

【药证】苏子、白芥子、莱菔子（痰壅气逆食滞证）。

【解析】太阴痰盛，上迫于肺，发为咳喘，痰声如曳，实为降气祛痰法，此方甚好，还可以治身上的痰核流注。苏子、白芥子、莱菔子不仅可治有形之痰，亦可治无形之痰，如身上痰核流注。

半夏白术天麻汤《医学心悟》

【症状】眩晕，头痛，胸膈痞闷，恶心呕吐，舌苔白腻，脉弦滑。

【药证】半夏、白术、陈皮、茯苓、甘草、生姜、大枣、天麻（风痰上扰证）。

【解析】太阴痰湿，上蒙清窍，实由湿聚而成形，妙在天麻一味，化痰止眩晕，临证用此方，对头眩多有效。

然水饮内重（非痰湿）上冲头脑导致的头晕目眩、恶心呕吐，非本方所宜，可用小柴胡汤加吴茱萸汤或苓桂术甘汤，更为恰当。

通窍活血汤《医林改错》

【**症状**】头痛昏晕，或耳聋，脱发，面色青紫，或酒渣鼻，或白癜风，以及妇女干血劳，小儿疳积见肌肉消瘦、腹大青筋、潮热等。

【**药证**】桃仁、红花、川芎、赤芍、老葱、生姜、大枣、黄酒、麝香［瘀阻头面证（活血通窍作用较优）］。

【**解析**】言其通窍者，以芳香化瘀之品行血也。观其用药，当有寒邪于内而血不行也。如其热证，何用葱姜黄酒之辛热之品？所以说这个方当归入太阴病较为合理。通窍活血汤是因为寒，有蓄血证，所以，不能把它放到阳明病里，而要放到太阴病里。

血府逐瘀汤是少阳阳明有热夹瘀血，通窍活血汤是太阴有寒夹瘀血。

少腹逐瘀汤《医林改错》

【**症状**】少腹瘀血积块疼痛或不痛，或痛而无积块，或少腹胀满，或经期腰酸，少腹作胀，或月经一月见三五次，接连不断，断而又来，其色或紫或黑，或有瘀块，或崩漏兼少腹疼痛等症。

【**药证**】干姜、肉桂、小茴香、蒲黄、五灵脂、没药、川芎、当归、赤芍、延胡索［寒凝血瘀证（温经止痛作用较强）］。

【**解析**】瘀血证可分阴阳，便秘有热者为阳，畏寒腹痛者属阴。此方为太阴之里寒凝血瘀。

便秘里边有热的舌苔黄腻、脉沉而实，脉滑而实的是阳性证血瘀，畏寒腹痛脉沉者是阴性证寒凝血瘀，这个方子用干姜、肉桂、小茴香，温里温化血液，这就是太阴病。

温经汤《妇人大全良方》

【症状】月经不调，脐腹作痛，其脉沉紧。

【药证】肉桂、人参、牛膝、甘草、当归、莪术、川芎、丹皮（血海虚寒，血气凝滞证）。

【解析】这是真正的寒实血凝，太阴寒实血凝，血不行，胃弱而气塞，胃弱而不动又有真正的寒实血凝，必须以参草健其胃，其余就要攻补兼施。莪术、川芎、牛膝攻中有下，莪术有逐瘀之功。丹皮配当归，既能养血也能活血。

大建中汤《金匮要略》

【症状】脘腹剧痛，腹痛连及胸脘，痛势剧烈，其痛上下走窜无定处，或腹部时见块状物上下攻撑作痛，呕吐剧烈，不能饮食，手足厥冷，舌质淡，苔白滑，脉沉伏而迟。

【药证】蜀椒、干姜、人参、饴糖［中阳衰弱，阴寒内盛之脘腹剧痛或腹痛呕逆（补虚散寒之力为峻）］。

【解析】太阴寒实，为寒之重证，观其药物取甘温速祛其寒，故其症可解，临证用之甚效。

此为纯阴对纯阳，纯阴性病，全用温性和健胃的药物治疗。所谓寒者热之，用温性药速去其寒。《金匮》中用之治疗寒疝，就是因寒疝是里寒重，寒气攻的而疼痛。

这个寒，是实寒，但是，用热药的时候，必须用点健胃的药——人参，因为尽管寒为实寒，但胃的功能差了。人参饴糖能温中，若是虚寒则用四逆汤。

大建中汤这个方子我就用过一次，曾治一老妇腹部绞痛严重，枯瘦、手足逆冷，即用此方治好，效速。

小金丹《外科证治全生集》

【症状】流注、痰核、瘰疬、乳岩、横痃、贴骨疽、蟮癍头等病，初起肤色不变，肿硬作痛者。

【药证】白胶香、草乌、五灵脂、地龙、木鳖、没药、归身、乳香、麝香、墨炭（寒湿痰瘀。体实者相宜，正虚者不可用，孕妇忌用）。

【解析】太阴之里，内有寒痰，窒塞不通，发为阴性诸疮，此为正治之法。我虽未用过此方，但观本方所示症状皆为阴性疮，药证相合。

痛泻要方《丹溪心法》

【症状】肠鸣腹痛，大便泄泻，泻必腹痛，泻后痛缓，舌苔薄白，脉两关不调，左弦而右缓。

【药证】白术、白芍、陈皮、防风（脾虚肝旺之痛泻）。

【解析】太阴本自利，言其痛泻就是其痛为实，白术、陈皮皆为行气祛湿，白芍、防风皆能止痛健胃。这个方子没有补药，归入太阴病里实是对的。太阴病里实的腹痛就是类似于桂枝加芍药汤证，又没有桂枝汤证，是个腹痛的实证，因痛而下利，拘挛疼痛，以行气、止痛为主。

当然，本方在《方剂学》教材归入和解剂之调和肝脾，亦可从之。但笔者认为其"肝旺"所指恐非柴胡剂，其"脉弦"乃为痛证之弦而非柴胡剂之弦。

小活络丹（活络丹）《太平惠民和剂局方》

【症状】痹证。肢体筋脉疼痛，麻木拘挛，关节屈伸不利，疼痛游走不定，舌淡紫，苔白，脉沉弦或涩。亦治中风手足不仁，日久不愈，经络中有湿痰瘀血，而见腰腿沉重，或腿臂间作痛。

【药证】川乌、草乌、天南星、乳香、没药、地龙［风寒湿痹（风寒湿痰瘀血留滞经络）邪实而正气不衰〕。

【解析】太阴里寒，沉寒客于四肢、周身。方中药物大辛大热去沉寒，沉寒去则气血皆通，气血皆通诸症皆平，对腰腿沉重、腿臂间作痛，尤其是下肢的筋脉不通，应有良效。

但细观此方，亦可含有桂芍知母汤证，"诸肢节疼痛，身体尪羸，脚肿如脱，头眩短气，温温欲吐"嘛，临床需细辨。

第二节　太阴病"里虚"

桂枝加桂汤《伤寒论》

【症状】奔豚，气从少腹上冲心胸，起卧不安，有发作性者。

【药证】桂枝、白芍、生姜、炙甘草、大枣〔心阳虚弱，寒水凌心。里证（表证可有可无）〕。

【解析】本治奔豚，因其误治误用下法，或是误用攻法而导致的表证不解，遂成本证。当为太阳病夹气上冲之证。当然，按最后的属性，直接归入太阴病似乎更为恰当。

这个方子本身还是桂枝汤的证，只不过是加大了桂枝的量，因为气上冲。"太阳病下之后，脉促胸满者，桂枝去芍药汤主之。""太阳病下之后，其气上冲者可与桂枝汤，不上冲者不可与桂枝汤。"既有表证未解又有气上冲，本身就可以用桂枝汤。那么，在表证未解的情况下误用了下法，桂枝证还没解。

本方可以分为两种类型，第一外证未解，桂枝证仍在者，仍与桂枝汤，或桂枝加桂汤，归之于太阳病。第二，本是失治，误汗以后导致病陷入阴性证，但虽是阴性证而气没有往下去，若气往下去就会出现下利了，气反往上来，就导致发为奔豚之证。此时，桂枝加桂汤可以归入太阴病。当然，若认为这个方子只能单纯归为太阴病则是错误的，也可以归入太阳病。

一个方子可以两种证，可以为阳可以为阴。比如桂枝加桂汤，既可以归为太阴，也可以归为太阳。只不过，归入太阳很多人熟知，而归入太阴有些人或许会感觉陌生。

桂枝加芍药汤《伤寒论》

【症状】腹痛。

【药证】桂枝、白芍、炙甘草、大枣、生姜［太阳病误下伤中，土虚木乘之腹痛。里证（表证可有可无）］。

【解析】第一，桂枝汤可内可外，内可安中养液助其胃气，复其津液；外可发汗解表，除外证不解。第二，若有里实而腹痛者，唯加倍芍药消其里急腹痛。腹痛止，里气实，外证也可以解。所以此方既可归于太阴，也可归于太阳。审势而定夺，归于太阴病的机会大些。更精确地说，本方归于太阴病，但也可以归于太阳病，外证不解又有腹痛，也可以用啊（小建中汤乃桂枝汤倍芍药加饴糖，也治腹痛）。

本太阳病而下之，腹满时痛，桂枝加芍药汤。因为原文中有个"本太阳病"，太阳病本应发汗，而反下之，引邪入里，导致腹满痛，白芍本身就缓解疼痛啊。而到了大实痛的程度，就热实而结成阳明病了。若是纯粹的太阴病则不能下，太阴病提纲证里提到了这个规矩，若下之心下痞硬。

五仁丸《世医得效方》

【症状】大便艰难，以及年老和产后血虚便秘，舌燥少津，脉细涩。

【药证】桃仁、杏仁、松子仁、柏子仁、郁李仁、陈皮（津枯肠燥证）。

【解析】太阴里虚，津虚血少，以甘润通便法，实用之极。方中五仁全是油性之品，润滑大肠，增液行舟。本方没有典型的虚证，或者说虚证不是很明显。所谓虚，只是指其中津液不足，放在太阴能说得过去。

济川煎《景岳全书》

【症状】大便秘结，小便清长，腰膝酸软，头目眩晕，舌淡苔白，脉沉迟。

【药证】当归、牛膝、肉苁蓉、泽泻、升麻、枳壳（肾阳虚弱，精津不足证）。

【解析】此证为里之寒秘，实为里证之阴性病，热秘当攻，寒秘当温。辅之以行气之品，其义甚合，其证可愈。

寒性就容易水停，寒则水不易行，用川牛膝、肉苁蓉，尤其用大量的肉苁蓉，肉苁蓉本身就有温里之功，同时促进肠蠕动，有缓下之意。又加川牛膝引着往下来。当归养津液养血。

产后病，一曰病痉，一曰中风，一曰大便难。为什么产后大便难呢？产后失血多，大便也干。血汗同源，血水同源，失血多则血液少津液少，大便就干燥了，当归在此就起此作用啊。这有点类似于猪苓汤用阿胶，只不过是一走前阴、一走后阴，令其开合有度。配上枳壳、升麻、泽泻，这个病就可以好。

清暑益气汤《脾胃论》

【症状】身热头痛，口渴自汗，四肢困倦，不思饮食，胸满身重，大便溏薄，小便短赤，苔腻，脉虚。

【药证】葛根、升麻、黄柏、苍术、泽泻、神曲、橘皮、青皮、黄芪、人参、白术、甘草、当归、麦冬、五味子（平素气虚，又受暑湿证）。

【解析】清暑益气汤这个方子原叫太阴痰厥，就是暑热夹湿，又有里虚邪恋之意。按《伤寒》之理，暑湿不去，其表不解。所以，祛暑湿行气则热得解，中医有句话叫"湿去则热孤"。以参芪补其虚。此方根据其药物组成，放到太阳阳明合病，大错而特错！应该归入太阴病。

药用参芪术草归麦，这是虚证，什么虚？里有寒湿、痰湿啊，此方中健胃药物多，利湿的药物多，此方肯定不能解表。真正的暑湿、暑热是阳明病，不能用参芪啊。

大半夏汤《金匮要略》

【症状】胃反证。朝食暮吐，或暮食朝吐，宿谷不化，吐后转舒，神疲乏力，面色少华，肢体羸弱，大便燥结如羊屎状，舌淡红，苔少，脉细弱。

【药证】半夏、人参、白蜜［气津两虚（和胃降逆，益气润燥）］。

【解析】太阴里虚气弱，饮食不消，大便无力排出，故以白蜜之甘健其胃气，半夏之辛散其痞结，方能有效。"朝食暮吐，暮食朝吐，宿谷不化"为太阴虚证，已有噎嗝之意，就是后世所谓食道癌。痰湿在里，胃虚痰盛，结成肿瘤，所以用大量半夏散痞结，人参、白蜜健胃。

旋覆代赭汤《伤寒论》

【症状】胃脘痞闷或胀满，按之不痛，频频嗳气，或见纳差、呃逆、恶心，甚或呕吐，舌苔白腻，脉缓或滑。

【药证】人参、炙甘草、大枣、半夏、生姜、旋覆花、代赭石（胃虚痰阻气逆证）。

【解析】太阴里虚，寒饮上逆，发为呃逆。半夏、生姜化其饮，参、枣、草健其胃，旋覆花、代赭石降其气，其病可愈。

里虚而寒饮上泛，气往上冲，就打嗝。这跟桂枝甘草汤的气上冲不一样，本方是从胃里直接往上来。治疗这个病，首先用健胃法，用人参、甘草、大枣。本方证的疾病，往往有心下痞硬，用半夏、生姜温其胃、化其饮。旋覆花、代赭石这两个药降逆平冲。

橘皮竹茹汤《金匮要略》

【症状】呃逆或干呕，虚烦少气，口干，舌红嫩，脉虚数。

【药证】竹茹、人参、陈皮、生姜、甘草、大枣（胃虚有热之呃逆）。

【解析】橘皮竹茹汤，应该归为太阴病，里虚有热或是无热，胃气无力自降而上冲其咽，导致呃逆或者干呕，热象并不明显，放之于阳明病不妥，当入太阴为妙。

这是个虚证。竹茹这个药既能解虚又能解实，不光清热。痰热（或胃热）之实可用，痰热之虚也可用啊！

有人问：橘皮竹茹汤，有里虚，但口干等症状，是否也有实热的成分在内？

我的回答是：橘皮竹茹汤一定是太阴病，还夹痰。胃气健，痰热自去，自己就能化痰。如果再加点化痰药，化痰就更快。

丁香柿蒂汤《症因脉治》

【症状】呃逆不已，胸痞，脉迟。

【药证】丁香、柿蒂、人参、生姜（胃气虚寒证）。

【解析】其理同上。

茵陈四逆汤《伤寒微旨论》

【症状】阴黄。黄色晦暗，皮肤冷，背恶寒，手足不温，身体沉重，神倦食少，口不渴或渴喜热饮，大便稀溏，舌淡苔白，脉紧细或沉细无力。

【药证】附子、干姜、甘草、茵陈（寒湿内阻之阴黄）。

【解析】太阴之里，寒湿为重，温里祛湿，胃健气行，气行则水自去，效果可靠。此方治疗黄疸，尤其阴黄有效，与茵陈术附汤同出一理。

甘草干姜茯苓白术汤（肾著汤）《金匮要略》

【症状】腰部冷痛沉重，但饮食如故，口不渴，小便不利，舌淡苔白，脉沉迟或沉缓。

【药证】干姜、茯苓、白术、甘草（寒湿下侵之肾著）。

【解析】太阴里寒，上虚而不能制下也。胃气足则摄纳有功，胃气虚则摄纳无力，水液自下。言肾著者，因其证候皆在下。用药之意，实健胃而救下也。

真武汤《伤寒论》

【症状】畏寒肢厥，小便不利，心下悸动不宁，头目眩晕，身体筋肉瞤动，站立不稳，四肢沉重疼痛，浮肿，腰以下为甚；或腹痛，泄泻；或咳喘呕逆。舌质淡胖，边有齿痕，舌苔白滑，脉沉细。

【药证】附子、白术、茯苓、白芍、生姜（阳虚水泛证）。

【解析】太阴虚寒，水湿不去，上冲其心则心慌心跳，中伤其胃则腰腹不舒，下伤大肠则泄利，变证百出。附子温里有起沉寒沉衰之意，健胃之中有利水之法，又有起脏腑沉衰之能。既能救上，也能救中，健其胃气，还能救下，起下焦功能之沉衰，比如尿急、尿频。

附子汤《伤寒论》

【症状】身体骨节疼痛，恶寒肢冷，苔白滑，脉沉微。

【药证】附子、白术、茯苓、白芍、人参（寒湿内侵）。

【解析】沉寒在里，无阳温煦，胃气不张，阴寒为邪。以参、附健胃气，其寒可解。附子是个好药，既可温胃，又可解关节疼痛。白术、茯苓、人参用来健胃利湿。

真武汤中用生姜，重在水饮，而胃气不虚；附子汤有人参，有胃虚的症状，所以，需要健其胃气，胃气鼓荡，气血到手手温，到足足温，所以附子汤健胃之中有行气血之功。

实脾散《重订严氏济生方》

【症状】身半以下肿甚，手足不温，口中不渴，胸腹胀满，大便溏薄，舌苔白腻，脉沉弦而迟。

【药证】附子、干姜、茯苓、白术、木瓜、甘草、厚朴、木香、草果、大腹皮（脾肾阳虚，水气内停之阴水）。

【解析】太阴之里，胃虚水泛，发为周身肿胀，以四逆汤救胃气，他药利水湿，有效。本方以大便溏为辨证要眼，阴水下利不止，下肢肿胀，腹大如鼓，这个方子好使，尤其是肝硬化腹水中的阴水。此方属于四逆汤加减法。

萆薢分清散《杨氏家藏方》

【症状】小便频数，浑浊不清，白如米泔，凝如膏糊，舌淡苔白，脉沉。

【药证】益智仁、乌药、萆薢、石菖蒲（下焦虚寒之膏淋、白浊）。

【解析】太阴寒湿，趋于下焦，水遇寒则凝，影响分清泌浊的功能。利其小便，利湿化浊病自愈。有温下焦祛寒湿之意。

健脾丸《证治准绳》

【症状】食少难消，脘腹痞闷，大便溏薄，倦怠乏力，苔腻微黄，脉虚弱。

【药证】山楂、麦芽、神曲、黄连、白术、茯苓、人参、山药、肉豆蔻、甘草、木香、砂仁、陈皮（脾虚食积证）。

【解析】虽言健脾，实为虚寒胃弱，胃气不张，以药测症便知。一则健胃，一则行气，加上消食的药，胃气得健，气得以行，人就想吃东西，里气实了，自然就好了。

理中安蛔汤《类证治裁》

【症状】蛔虫腹痛。便溏尿清，腹痛肠鸣，四肢不温，饥不欲食，甚则吐蛔，舌苔薄白，脉沉迟。

【药证】人参、白术、茯苓、川椒、乌梅、干姜［中焦虚寒（中阳不振，蛔虫腹痛）]。

【解析】此方为驱蛔之方，与乌梅丸类同，但也离不开六经辨证，寒则蛔扰，以辛温法安蛔，定属古法，乌梅丸即是。本方因无上热，不归于厥阴病，而归之于太阴病。

补阳还五汤《医林改错》

【症状】中风。半身不遂，口眼㖞斜，语言謇涩，口角流涎，小便频数或遗尿失禁，舌暗淡，苔白，脉缓无力。

【药证】黄芪、当归尾、赤芍、地龙、川芎、红花、桃仁（气虚血瘀证）。

【解析】太阴里虚，气虚致血瘀，脉络不通，发为偏废，活血气自行，气行瘀血化。重用黄芪者，依《本经》论，实为益气实表耳！

肢体的运动，气血需要到体表养肌肉，才能濡润有力，黄芪能够益中焦气，并把气推动到体表肢体。所以大量用黄芪。但是如果高血压、舌苔厚腻，用这个方子一用一个坏！有些书说黄芪用到60克可以降血压，我个人认为纯粹是误导！

温经汤《金匮要略》

【症状】漏下不止，血色暗而有块，淋漓不畅，或月经超前或延后，或逾期不止，或一月再行，或经停不至，而见少腹里急，腹满，傍晚发热，手心烦热，唇口干燥，舌质暗红，脉细而涩。亦治妇人宫冷，久不受孕。

【药证】吴茱萸、人参、生姜、桂枝、半夏、甘草、当归、芍药、阿胶、麦冬、川芎、丹皮［冲任虚寒，瘀血阻滞证（瘀、寒、虚、热错杂，然以冲任虚寒、瘀血阻滞为主，治当温经散寒，祛瘀养血，兼清虚热之法）］。

【解析】太阴里寒，趋于中下二焦，中可滋胃，气行则血行，血开、血旺以后瘀血自己就下来了。血一下来，寒也自然而解啊，即寒随瘀泻。

针对中下二焦治疗，一是下焦用温药，血液化开，让经血通畅了。二是温其胃滋其源头，主要就是麦冬、半夏、人参，尤其是麦冬。麦冬有治胃络脉绝之功，能让胃气恢复生化、化生血液的功用。下边通了以后，上边得生化有源。中焦生化有源，才能恢复正常，如果仅是寒从下解，但胃气不能恢复，血液从哪里来呢？

此方既有虚的一面，里面有人参、麦冬、阿胶，既有瘀血，又有寒邪，又有寒饮。

此方里边有吴茱萸汤的底子（就是没有大枣）。吴茱萸汤这个方子很好使，既可以治闭经，又可以治痛经，又可以治月经过多，但要针对相应的病机，就是寒邪内犯。

生化汤《傅青主女科》

【症状】产后恶露不行，小腹冷痛。

【药证】干姜、甘草、当归、桃仁、川芎（血虚寒凝，瘀血阻滞证）。

【解析】此方本为产后所作，于临床当有此证，亦应有效。然产后变证百出，后世用生化汤加减变化，说产后诸病可治，这个话不可信。

我很多年前治过一个患者，产后恶露不尽，高热汗出，病人产后一个礼拜高热不退，舌苔厚腻，往来寒热，我用的是石膏剂，小柴胡汤合清解散（张锡纯方，蝉衣、炉甘石、石膏、薄荷）。所以临证用方，一定要灵活，观其脉证，知犯何逆，随证治之。本方不一定对所有的产后病都有效，还得辨证。

黄土汤《金匮要略》

【症状】大便下血，先便后血，以及吐血、衄血、妇人崩漏，血色暗淡，四肢不温，面色萎黄，舌淡苔白，脉沉细无力。

【药证】灶心土、白术、附子、生地、阿胶、甘草、黄芩（脾阳不足，脾不统血证）。

【解析】太阴里虚有寒，瘀血不化，寒则瘀血不化不行，遂成本证，下血，先便后血，在《金匮》里称为远血，其实就是里边阴性的症状，这个方子既能补其虚又能化其瘀，用之极效。这是个好方子。

此方的另一面就是所出为鲜血，可用当归赤小豆散。赤小豆这个药性偏于寒，不是温药。所出为鲜血就得用当归赤小豆散，有大热还可以用石膏。

而黄土汤是阴性证，用附子、灶心土、阿胶，所以说是个太阴病。

理中丸《伤寒论》

【症状】脘腹绵绵作痛，喜温喜按，呕吐，大便稀溏，脘痞食少，畏寒肢冷，口不渴，舌淡苔白润，脉沉细或沉迟无力；便血、吐血、衄血或崩漏等，血色暗淡，质清稀；胸痹；或病后多涎唾；或小儿慢惊等。

【药证】人参、干姜、甘草、白术（脾胃虚寒证；阳虚失血证）。

【解析】对于太阴病，虚与寒是辨证的要眼，《伤寒论》曰"理中者，理中焦"便是此意。中焦者胃气所生所住所存。寒久伤胃气，入下则下利，胃气不足摄血无力，上可吐衄。

具体来说，《金匮要略》肺痿篇说，上焦受气于中焦，下焦也受气于中焦。中焦是一切气血化生之源，中焦摄纳无力，往下可下利、便血；往上可以吐衄、呕血。理中二字，寓意深远，需细揣细磨，才知圣人之意。

干姜、人参速生胃气，摄纳血的功能增强则血止。一些虚寒性溃疡的胃病，肠鸣辘辘，消化道出血，用此方有效。黄土汤也是此意。甘草干姜汤也是取此意。

曾治15年齿衄加低压高，以此义用四逆汤治好，血压也下降至正常。

高血压也是一阴一阳，一虚一实，也有虚证导致的高血压啊。不能见到高血压就用川牛膝、就用生石膏。

附子理中丸《太平惠民和剂局方》

【症状】脘腹疼痛，下利清谷，恶心呕吐，畏寒肢冷，或霍乱吐利转筋等。

【药证】附子、人参、干姜、甘草、白术（脾胃虚寒较甚，或脾肾阳虚证）。

【解析】附子理中者，乃太阴重证也，津失液亡阳衰，故加附子治其胃气衰沉之意。证较理中汤为重，畏寒肢冷，或霍乱吐利转筋等，暗含四逆汤或四逆加人参汤之意。所以说，《伤寒》方一方含多义。阴阳之道，推之可十，数之可百。阴阳之中又有阴阳。

小建中汤《伤寒论》

【症状】腹中拘急疼痛，喜温喜按，神疲乏力，虚怯少气；或心中悸动，虚烦不宁，面色无华；或伴四肢酸楚，手足烦热，咽干口燥。舌淡苔白，脉细弦。

【药证】桂枝、甘草、大枣、芍药、生姜、饴糖［中焦虚寒，肝脾不和，虚劳里急证（中阳虚而营阴亦有不足之证。虽阴阳并补，但以温阳为主）］。

【解析】太阳腹痛虚寒伤中，取之名小建中，然药眼为饴糖。饴糖甘温缓急，缓寒性腹痛。此中深意，万不可忘记。与《金匮要略》的甘草粉蜜汤一样，临床用之于一些长期胃痛、胃溃疡、溃疡性出血、腹痛的病人效佳。

黄芪建中汤《金匮要略》

【症状】里急腹痛，喜温喜按，形体羸瘦，面色无华，心悸气短，自汗盗汗。

【药证】黄芪、桂枝、芍药、甘草、大枣、生姜、饴糖（阴阳气血俱虚证。侧重于甘温益气）。

【解析】小建中者，里有虚寒而作痛。黄芪建中汤为内寒而外虚不固，既有长期的胃痛，中气不足（或中焦不足），又有卫外不固的自汗出。黄芪能实表，意思是能够益气。一方面益中焦之气，中焦气实表自固；另一方面有实表之功，把表给闭上。此为后世所言"黄芪补气"的深层含义。

黄芪在《本经》原文中如此表述："味甘微温。主痈疽久败疮，排脓止痛，大风癞疾，五痔鼠瘘，补虚，小儿百病。"我个人认为：黄芪不是有些人所认为的温补药。

黄芪实际是：益中焦之气，益胃气。因为黄芪甜，甘温，能温胃，而所谓营卫之气都来源于胃。

还有，黄芪主"大风"，所谓大风，就是指怕冷啊。（学生插话：就是有表证？）怕冷，不要认为是有表证，所谓皮肤的松弛度，就是汗毛孔关门无力，关不上，所以才恶风、恶寒，你看，好多人没有表证，怕冷怕得厉害，有时候还有点自汗呢。恶寒，桂枝汤证也恶寒。但是恶风得厉害，肯定是黄芪证，所以《本经》说黄芪主大风。

再者，《本经》说黄芪主"痈疽久败疮"，就是指阴疮。外科托补法当由此来，托补法必用黄芪，为什么？实表！皮肤的功能坏了，自己不能自愈。怎么进行托补呢？托胃气啊，益其胃气，托脓外出，成阳性疮病就好得快了。所以说，"黄芪补阳气、引阳气、补元气"的说法，我认为都是不对的。

另外，请注意《金匮要略》上说的黄汗。曾有黄汗的患者我用黄芪芍药桂枝苦酒汤治疗两次就好了。（问曰：黄汗之为病，身体肿，发热汗出而渴，状如风水，汗沾衣，色正黄如柏汁，脉自沉，何从得之？师曰：以汗出入水中浴，水从汗孔入得之，宜芪芍桂酒汤主之）

黄芪芍药桂枝苦酒汤的症状是既有汗出，又有恶风。苦酒就是醋，能收敛。

黄芪实表，苦酒收敛，桂枝、芍药合营卫敛其汗。

治黄汗另一方为桂枝加黄芪汤，有表证，自汗、恶风得厉害。《伤寒论》里有个观点：凡是黄药都能退黄，黄色在中医五色分法中属胃属土，所以用黄芪治黄汗还是取其健胃实表的功能。用黄芪芍药桂枝苦酒汤，取其健胃的作用，用桂枝加黄芪汤，取其健胃和实表的两种功能。

当归建中汤《千金翼方》

【症状】产后虚羸不足，腹中挛痛不已，吸吸少气，或小腹拘急挛痛引腰背，不能饮食者。

【药证】当归、桂枝、芍药、甘草、大枣、生姜（若大虚，加饴糖）［中焦虚寒（温补气血，缓急止痛。偏重于和血止痛）］。

【解析】此为产后血液不足而里有寒者，以建中复其胃气，气足则血自生，用当归者取其速生血液之功，补血养血而生血。

注意，黄芪建中汤有"面色无华，心悸气短，自汗盗汗"，而当归建中汤就没有这些症状了。当归建中汤其主治主要在中下二焦。

吴茱萸汤《伤寒论》

【症状】食后泛泛欲呕，或呕吐酸水，或干呕，或吐清涎冷沫，胸满脘痛，颠顶头痛，畏寒肢凉，甚则伴手足逆冷，大便泄泻，烦躁不宁，舌淡苔白滑，脉沉弦或迟。

【药证】吴茱萸、人参、生姜、大枣（肝胃虚寒，浊阴上逆证）。

【解析】此证实为太阴夹寒饮上冲而致，取辛温大热之茱萸中化寒饮，饮去而症平。后世按经络脏腑学说，把本方归为厥阴肝经头痛，我认为值得商榷。本方证乃为"寒饮上冲"至高之巅。此方之治，实为温胃而已，无涉厥阴肝经。

本方用治头晕、头痛、呕吐甚佳，当然要辨证。曾治隐蔽性视网膜炎，眼、头疼痛严重而欲撞墙，吴茱萸用到15克，效果甚佳。

我经常吴茱萸汤和小柴胡汤合用，那么在虚实错杂的情况下，如何分辨吴茱萸汤的舌脉？

以我不久前和诸位学生们共同会诊的一起医案为例，该患者头痛和呕吐，头痛得厉害就吐，病人舌头没什么苔，苔少，这才说明寒饮上犯，饮为水之清，如果是黄厚苔，能是寒饮吗？黄厚苔就是湿气了。小柴胡汤合吴茱萸汤就是少阳病和太阴病的合病。

四逆汤《伤寒论》

【症状】四肢厥逆，恶寒蜷卧，神衰欲寐，面色苍白，腹痛下利，呕吐不渴，舌苔白滑，脉微细。

【药证】附子、干姜、甘草（心肾阳衰寒厥证）。

【解析】此为太阴病重症正治之法，附子、干姜速复胃气，胃气实则存一线生机，胃气败则命悬一线。临证凡见阴病重症皆可用之，后世之心衰、肾衰、肝硬化、胃肠消化系统病皆可用之。勿以后世之"回阳救逆"一词而一叶障目。死症、重症都在太阴病，心脏病、肾病、胃肠病，最后出现四肢逆冷、腹痛下痢的现象，都是胃气要败的时候。此时用四逆汤速复胃气，正气来复，那就是一线生机。

其与阳明白虎汤、承气汤是一正一反。白虎、承气那是速去其热、速下存液，四逆汤这是速温胃气、速去其寒。此亦一阴一阳、一正一反。不论心脏病、肾病、胃肠病还是其他诸等疾病，有热有实即可用白虎、承气，有寒有虚即可用四逆汤温复胃气。

顺便说一下，《伤寒论》三阳之间、三阴之间、阴阳之间，全部能合啊。有个武汉患者，得了肾病，我用柴胡桂枝干姜汤、麻黄附子细辛汤，效果很好，患者每两周从武汉来北京治疗。

学生问：这个患者经过治疗，脉象正常了，但您还用麻黄附子细辛汤，是基于什么考虑？

答：巩固，或者说基于疾病的变化而治疗。已经不是基于当下的脉证了。

通脉四逆汤《伤寒论》

【症状】下利清谷，里寒外热，手足厥逆，脉微欲绝，身反不恶寒，其人面色赤，或腹痛，或干呕，或咽痛，或利止脉不出者。

【药证】附子、干姜、甘草（少阴病阳虚，阴盛格阳证）。

【解析】所谓通脉四逆汤者，阴证之危重之候，用大量附子起脏腑功能衰败之危，此论以当代伤寒大家胡希恕之说最为确切，李可先生用之于心衰救急最值可学，当从之。

原文附子大者一枚，量很大，干姜三两，强人可四两。到心衰的时候，热性的少。农村老人都知道，病危时一拉稀、一见红，也就是血痢，血里带粉红色的东西，救治的可能性就很小了。《伤寒》中"少阴病，下利脉微者，与白通汤。利不止，厥逆无脉，干呕烦者，白通加猪胆汁汤主之。服汤脉暴出者死，微续者生。"下利脉微不应用白通汤发汗，脉已经微了，再发其汗，人就死了，所以，此乃误治，容易导致津液速亡。其后"利不止，厥逆无脉，干呕烦者"，即胃气将败，不应为白通加猪胆汁汤，应为通脉四逆汤。

"少阴病，下利清谷，里寒外热，手足厥逆，脉微欲绝，身反不恶寒，其人面色赤，或腹痛，或干呕，或咽痛，或利止脉不出者，通脉四逆汤主之。（317）"——我认为此应给予通脉四逆汤加人参，因为里面有胃气被伤。虚阳外越。"手足厥逆，脉微欲绝"和"厥逆无脉"，还是后者重。倘若到了无脉的程度，应该速生胃气。干呕，就是胃气要败！烦，更是胃气要败，不是阳明病、太阳病大青龙汤证的热烦（里热而烦）。其人面色赤，是虚阳外越。

317条：少阴病，下利清谷，里寒外热，手足厥逆，脉微欲绝，身反不恶寒，其人面色赤，或腹痛，或干呕，或咽痛，或利止脉不出者，通脉四逆汤主之。

315条：少阴病，下利脉微者，与白通汤。利不止，厥逆无脉，干呕烦者，白通加猪胆汁汤（应该为通脉四逆汤加人参）主之。服汤脉暴出者死，微续者生。

对比如上两条，"下利清谷"与"利不止"相比，后者为重；"手足厥逆，脉微欲绝"与"厥逆无脉"相比，后者亦重。

四逆加人参汤《伤寒论》

【症状】四肢厥逆，恶寒蜷卧，脉微而复自下利，利虽止而余症仍在者（四逆汤证而见气短、气促）。

【药证】附子、干姜、甘草、人参（少阴病阳虚，气血大伤）。

【解析】此证为太阴伤寒由阴出阳之机，因其下利，胃气津液亡失，加人参速生胃之津液，临证用之，确有奇效。

此证胃气衰，沉寒重，病欲由阴出阳，胃气不够强盛，胃动力不够。附子、干姜可复其津液，但胃的动力、功能不行，所以此时必用人参健其胃气。如其胃动力不差，纯是陷入阴性证，四逆汤、通脉四逆汤都好使。心下痞硬，胃功能差的时候必须用人参。

白通汤《伤寒论》

【症状】手足厥逆，下利，脉微，面赤。

【药证】附子、干姜、葱白［少阴病阳虚，阴盛戴阳证（注：此处所说少阴特指里阴证）］。

【解析】此方争议颇多，葱白本为辛温发汗之品，亦有通阳气之功。附子、干姜温其里，葱白温阳通阳发汗，面赤当有浮阳于外之相，故此方既可归于太阴病，亦可当放于太阴少阴合病（注：此处所说少阴特指表阴证），因为此方有发汗之功，亦可有点表证。

此方对应的方剂为葛根汤，"太阳与阳明合病，必自下利，葛根汤主之。"白通汤为既有阴性的伤寒，又有里寒性的下利。葱白辛温，既可以发汗，又可以温里。

参附汤《正体类要》

【症状】四肢厥逆，冷汗淋漓，呼吸微弱，脉微欲绝。

【药证】人参、附子（阳气暴脱证）。

【解析】此为太阴津脱液亡之象。

此处值得商榷：人参代干姜救急，我个人认为恐难奏效。救急非干姜、附子不可。当然，此纯属个人观点，不当之处，求教于诸有识之士。

一卷《伤寒论》就两条：保胃气、存津液。要么速下其热，要么速祛其寒。速下其热就是白虎、承气，速祛其寒就是四逆、通脉四逆。

回阳救急汤《伤寒六书》

【症状】四肢厥冷，神衰欲寐，恶寒蜷卧，吐泻腹痛，口不渴，甚则身寒战栗，或指甲口唇青紫，或吐涎沫，舌淡苔白，脉沉微，甚或无脉。

【药证】附子、干姜、人参、甘草、白术、肉桂、陈皮、五味子、茯苓、半夏、麝香（寒邪直中三阴，真阳衰微证）。

【解析】此证取四逆之意组合而成，然若认为此方仅能"回阳救逆"而不能治疗其他杂病，则有失偏颇。观山西李可先生之书，本方用于治疗沉寒痼疾诸病，亦无不可。

回阳救急汤《重订通俗伤寒论》

【症状】下利脉微，甚则利不止，肢厥无脉，干呕心烦。

【药证】附子、干姜、人参、甘草、白术、肉桂、陈皮、五味子、半夏、麝香、麦冬（少阴病阳衰阴竭证）。

【解析】与上相同，无深意，在此不述。

当归四逆汤《伤寒论》

【症状】手足厥寒，或腰、股、腿、足、肩臂疼痛，口不渴，舌淡苔白，脉沉细或细而欲绝。

【药证】当归、细辛、通草、桂枝、芍药、甘草、大枣（血虚寒厥证）。

【解析】此为太阴病沉寒夹有血虚之象，但为沉寒血虚之轻症，取建中汤之意复其胃气，胃气实而鼓动，寒气则散。即有《金匮要略》上"阳气通而寒气转"之意。

方以细辛直折其寒，当归复养其血液，气血俱足，其寒乃解。通草通利水性之寒，水利出而寒自解。此方用途广泛，对于治疗四肢厥冷、痛经、冬天冻手冻脚等凡属血虚沉寒的疾病疗效可靠。部分女性的妇科病，如虚寒性的下焦证如盆腔炎，亦属此证。

当归四逆加吴茱萸生姜汤《伤寒论》

【症状】手足厥冷，呕吐腹痛。

【药证】当归、细辛、通草、桂枝、芍药、生姜、大枣、甘草、吴茱萸（血虚寒凝，兼寒邪在胃）。

【解析】此为太阴病夹寒客于胃也，观其用药，吴茱萸辛热散寒饮，尤其是中焦之寒饮。寒实夹饮，方为此证要眼。寒实夹寒饮，客之于胃，胃气不行，四肢厥冷是此方的辨证要眼。寒邪在胃里，胃气就不张，于是就四肢厥冷。胃气不降，就往上来发为呕吐，出现酸苦清水等等，胃里就疼。当归四逆汤其根本即为久有沉寒，何谓久有沉寒？就是寒饮客于胃。

黄芪桂枝五物汤《金匮要略》

【症状】肌肤麻木不仁（血痹），脉微涩而紧。

【药证】桂枝、芍药、生姜、大枣、黄芪（素体虚弱，微受风邪，邪滞血脉，凝滞不通）。

【解析】肌表虚衰，腠理关之无力，邪由外入，发为但臂不遂之证。黄芪能速去表之虚衰，桂枝、白芍、生姜、大枣既能实其里又能祛其表邪，五药并用，浑然天成，《金匮》血痹虚劳篇里专门讲了此种情况。

阳和汤《外科证治全生集》

【症状】阴疽。如贴骨疽、脱疽、流注、痰核、鹤膝风等，患处漫肿无头，皮色不变，酸痛无热，口中不渴，舌淡苔白，脉沉细或迟细。

【药证】熟地、肉桂、白芥子、麻黄、鹿角胶、炮姜炭、生甘草（素体阳虚，营血不足，寒凝痰滞，痹阻于肌肉、筋骨、血脉而成阴疽）。

【解析】太阴之病为虚为寒，亦可夹痰夹瘀，发为变证种种，此证即有里之虚寒，夹痰成瘀，外科之阴疽者正是。像脱骨疽、流注、痰核等等外科统称之阴性疮疡，用此方均效。

对于方中的麻黄，《本经》记载麻黄主中风，伤寒头痛，温疟。发表出汗，去邪热气，止咳逆上气，除寒热，破癥坚积聚。方中麻黄即取其"破癥坚积聚"之功，且其性温走表，正适治疗阴性疮。既有"通"之意，又有"软坚散结"之意。

肾气丸《金匮要略》

【症状】腰痛脚软，身半以下常有冷感，少腹拘急，小便不利，或小便反多，入夜尤甚，阳痿早泄，舌淡而胖，脉虚弱，尺部沉细，以及痰饮、水肿、消渴、脚气、转胞等。

【药证】桂枝、附子、熟地、山萸肉、山药、泽泻、茯苓、丹皮（肾阳不足证）（肾阳虚而小便正常者，为纯虚无邪，不宜使用本方。吴仪洛称："此亦为虚中夹邪滞而设尔，若纯虚之证，而兼以渗利，未免减去药力，当用右归丸或右归饮。"（《成方切用》）

【解析】太阴之候，虚寒可显于上中下三部。此证应以虚寒于下部为要眼，观金匮肾气丸诸症当合此意。凡属下焦功能沉衰者，辨证用之，即可有效。

驱寒在上用甘草干姜汤，像肺痿证中咳吐涎沫、咳血，那是寒在于上，关键是温胃治其上；在中则理中焦用理中汤；在下，太阴之里就用肾气丸。肾气丸此方贵在桂枝、附子。

太阴病里虚在下而没有出现下利不止，下元不足，水饮又重，即阳气不足，阴气寒饮又重，废水多，阴津又不足，阴阳之气不能互化。大家知道，水谷精微亦分阴阳，阳为阳气，阴为阴津、血液。肾气丸证是阴阳两个都不足。阴津不足，废水无力推动外出，所以会出现下部的痰饮、水肿、脚气、转胞等这些情况。我曾治很多不孕症，女性卵泡成熟差、男子精子少的用此方见效。疗效上汤药比成药要好得多。

方中熟地、山药、山萸肉这3味药即治疗其阴液之不足，人体正气之化生靠的是阴阳二气，桂枝、附子就是复下焦功能之沉衰。有好东西不运化，留得多了就成废水了。同咱们饮食一样，如果你天天吃肉消化不了，留在身体里就变成痰了。你要吃热性的食物，在身体里结得时间长了，就成实证了，大便干燥了。有了养津液的东西，也要让其动起来。如何动？如果下边有废水不去或小便不利，就用茯苓、泽泻这两味药把废水利出，恢复身体正常机能。如同五苓散，把废水利出去，人就不渴了。其实五苓散也没有养阴滋阴，就是因为胃的功能恢复了，自己就能把津液运行到口了。《内经》有云："脾气散精，上归于肺，水精四布，五经并行。"丹皮此药用得甚妙，配凉血药能凉血，配活血药能活血，配解热药能解热，配利水药能利水。阴津恢复，废水去了，加上桂枝、附子起其脏腑沉衰之机能，在下之诸症痰饮、水肿、消渴、脚气、转胞都能好。阴阳二气在体内能转动，阴津恢复，气能所行，病焉能不好。

加味肾气丸《济生方》

【症状】腰重脚肿，小便不利。

【药证】桂枝、附子、熟地、山萸肉、山药、泽泻、茯苓、丹皮、牛膝、车前子［肾（阳）虚水肿］。

【解析】太阴里虚津血精气俱虚。虚于下者，其证在下；虚于中者，其证在中。虚于下者，诸证皆下。

此证以下虚为主，下元既虚，水又盛，故此方在肾气丸基础上加川牛膝、车前子。一引血下行，一饮水下行。可参考《医宗金鉴》中地黄丸的论述，六味地黄丸、加味地黄丸、都气丸、麦味地黄丸、杞菊地黄丸。"肾虚午热形消瘦，水泛为痰津液伤，咳嗽盗汗失精血，消渴淋浊口咽疮，熟地药萸丹苓泽，加味劳嗽都气汤，引火归原加肉桂，火旺刑金生脉良，桂附益火消阴翳，知柏壮水制阳光，车牛桂附名肾气，阳虚水肿淋浊方。"（《医宗金鉴》）

十补丸《济生方》

【症状】面色黧黑,足冷足肿,耳鸣耳聋,肢体羸瘦,足膝软弱,小便不利,腰脊疼痛。

【药证】桂枝、附子、熟地、山萸肉、山药、泽泻、茯苓、丹皮、鹿茸、五味子(肾气丸加鹿茸、五味子)(肾阳虚损,精血不足证)。

【解析】本证与上两证其理相同,肾气丸加了鹿茸、五味子,以温补收敛精血为重。鹿茸与附子的功用有类似之处,五味子起收敛之功,以取其酸性收敛之意。此为后世的加味。

右归丸《景岳全书》

【症状】(年老或久病)气衰神疲,畏寒肢冷,腰膝软弱,阳痿遗精,或阳衰无子,或饮食减少,大便不实,或小便自遗,舌淡苔白,脉沉而迟。

【药证】肉桂、附子、熟地、山萸肉、山药、鹿角胶、菟丝子、当归、杜仲、枸杞子(肾阳不足,命门火衰证。本方纯补无泻,故对肾虚兼有湿浊者,不宜使用)。

右归饮《景岳全书》

【症状】气怯神疲,腹痛腰酸,手足不温,阳痿遗精,大便溏薄,小便频数,舌淡苔薄,脉来虚细。

【药证】肉桂、附子、熟地、山萸肉、山药、杜仲、枸杞子、甘草(肾阳不足证;或阴盛格阳,真寒假热之证)。

【解析】右归丸、右归饮,都是太阴下焦虚证。一饮一丸,就是取效的速与缓而已,治法相同,其病也相同。其实,看明白肾气丸,其他同类方剂也都看明白了。

四君子汤《太平惠民和剂局方》

【症状】面色萎白，语声低微，气短乏力，食少便溏，舌淡苔白，脉虚弱。

【药证】人参、茯苓、白术、甘草（脾胃气虚证）。

【解析】太阴之里，胃虚气弱，以甘温法补其胃气，气足而神旺，合太阴里虚之真理。

方中人参、茯苓、白术、甘草，四味药加起来健其胃气。如果胃气不鼓动、不健，人就没有精神，吃饭纳谷也不香，吃进去有时候也消化不掉。所以胃虚气弱就要以甘温之法健其胃气，胃气足了，神自然就恢复了，所以说此方合太阴里虚之意，只不过是寒轻，或者说没有寒而已。

异功散《小儿药证直诀》

【症状】饮食减少，大便溏薄，胸脘痞闷不舒，或呕吐泄泻等。

【药证】人参、茯苓、白术、甘草、陈皮（脾胃气虚兼气滞证）。

六君子汤《医学正传》

【症状】食少便溏，胸脘痞闷，呕逆等。

【药证】人参、白术、茯苓、甘草、半夏、陈皮（脾胃气虚兼痰湿证）。

香砂六君子汤《古今名医方论》

【症状】呕吐痞闷，不思饮食，脘腹胀痛，消瘦倦怠，或气虚肿满。

【药证】人参、茯苓、白术、甘草、半夏、陈皮、木香、砂仁（脾胃气虚，痰阻气滞证）。

【解析】异功散、六君子汤、香砂六君子汤，都是在四君子汤基础上加减而已，有的是痰饮多，有的是气滞多。

保元汤《博爱心鉴》

【症状】倦怠乏力，少气畏寒；以及小儿痘疮，阳虚顶陷，不能发起灌浆者。

【药证】肉桂、黄芪、人参、生姜、炙甘草（虚损劳怯，元气不足证）。

【解析】太阴为里之阴证，里虚之极而表不固。此即《伤寒》所说"里不和则外不谐，外不和则里不谐"之意。何以知之？卫外之气全靠里之精气化生，里不足者外亦虚，外虚腠理疏泄，故内外之证皆陷，此即太阴之气真虚也，太阴之里的气虚。此证之人常易外感，经常感冒，抗邪无力，体弱多病。

参苓白术散《太平惠民和剂局方》

【症状】饮食不化，胸脘痞闷，肠鸣泄泻，四肢乏力，形体消瘦，面色萎黄，舌淡，苔白腻，脉虚缓。

【药证】人参、茯苓、白术、甘草、山药、莲子、白扁豆、薏苡仁、桔梗、砂仁（脾虚湿盛证）。

【解析】太阴里虚，水湿为患，健胃以去痰湿。水湿为患，下浸胃肠，水湿多寒性，所以下利不止。最妙的法子，就是所谓"甘淡健胃"，头煎二煎不要，只喝末煎，这个药越淡，就越起作用，取其药轻，直利前阴，茯苓直健其胃。水气入大肠就水谷不别，总是泄泻。水气去了，胃气得健，下利就自止了。

这个方子我用过，效果非常好！在治疗一个五更泻下利不止的案例中，患者拉了十几年的肚子，半夏泻心汤、四逆汤、四神丸、乌梅丸等等统统用过效果都不好，观其脉证，知犯何逆，随证治之，最后我给他用了参苓白术散，头煎不要，只要第二煎，之后治好了！参苓白术散第一煎是不要的，就取甘淡健胃法，就是健其胃气，利其湿气。这个病人吃了十几年的腌螃蟹，里边太寒了，半夜起来拉肚子。但是用上面的那些温性药都没效，我怎么辨证的呢？《伤寒论》所言："理中者，理中焦，此利在下焦，复不止者当利其小便。"我就是用利小便的方法，止其利不止。参苓白术散里就有四苓、五苓之意，但是只用四苓、五苓也不行。我这些年治疗顽固性的下利，参苓白术散用过两次，都是久治不愈的下利，头煎不要，用二煎。

七味白术散《小儿药证直诀》

【症状】呕吐泄泻，肌热烦渴。

【药证】藿香、葛根、人参、白术、茯苓、甘草、木香（脾胃虚弱，津虚内热）。

【解析】本方所示症状虽有"肌热、呕吐、泄泻"，实为后世"甘温除热"之用。

甘温除热之用在《伤寒》里早有说明，桂枝汤能治泄泻、干呕，桂枝汤既为此理，那么桂枝汤的反面则为：在太阴病里，温里而祛其热。白通汤包括通脉四逆加猪胆汁汤等都是其理。

七味白术散治疗此症状有效，但还能不能根据伤寒之理用其他方呢？可以的！只要是肌热、呕吐泄泻等这些症状，肌热就是有表证，呕吐泄泻就是太阴病，都可以用葛根汤合小半夏汤，或合理中汤。

补中益气汤《内外伤辨惑论》

【症状】①饮食减少，体倦肢软，少气懒言，面色萎黄，大便稀溏，舌淡脉虚；以及脱肛，子宫脱垂，久泻久痢，崩漏等；②身热自汗，渴喜热饮，气短乏力，舌淡，脉虚大无力。

【药证】黄芪、人参、白术、陈皮、升麻、柴胡、当归、甘草（脾虚气陷证；气虚发热证）。

【解析】李东垣的甘温除热法，后世谓一大发明，殊不知伤寒其理已明，《金匮要略》之小建中汤治烦热，早已有其意。后世谓之升提者，恐有不明

"胃气实则摄纳有功、其病自愈"道理之嫌。胃气不实就可造成脱肛、月经淋漓不尽、久泻等症，后世谓之"升提"之说我个人认为值得商榷。此方所有的药物都是健胃法啊。任何病都要"随证治之"，我治脱肛、胃下垂有时还用四逆散呢！

日本学者谓"此方内有柴胡，有小柴胡汤的意思"，有点道理，但不能完全这么说！李东垣谓"柴胡从胃引阳升"，我个人并不完全赞同，为什么呢？大家不妨自行查看《神农本草经》中所云柴胡功用，就会明白我说的观点。《本经》说："柴胡苦平，主心腹，去肠胃中结气，饮食积聚，寒热邪气，推陈致新。"柴胡去胃肠里的结气，饮食积聚，寒热邪气，你们想肠胃里有结气，胃气、谷气就不行，谷气不行就升提无力，把结气这个东西去掉，可不就升提有力了嘛，再加上健胃之品，病就好了。所以什么东西，你们得溯本求源。后面马上要讲的升陷汤也是这个道理。

李东垣作为金元四大家之一，独创一派——补土派，其实他的东西源自《伤寒论》。《伤寒论》是中医的单刀直入之门，也是临证之门，琢磨明白《伤寒论》了，诸家的书一看就明白。比如，所谓"阴火"，就是《伤寒论》百合病之虚热而已！

升陷汤《医学衷中参西录》

【症状】气短不足以息，或努力呼吸，有似乎喘，或气息将停，危在顷刻，脉沉迟微弱，或三五不调。

【药证】黄芪、知母、升麻、柴胡、桔梗（大气下陷证）。

【解析】黄芪本为实表益气之要药，表实而不得外散，气实则体自健，表实腠理闭上了，就不往外出汗、就不往外跑了，那么，里边就气实了，一实了身体就健康了。升陷汤就是这个意思，我认为并非有人所谓"升提"的狭义理解。方里的柴胡、桔梗、升麻就是去肠胃中结气，绝对不是"升提"！

举元煎《景岳全书》

【症状】气虚下陷、血崩血脱、亡阳垂危等证。

【药证】人参、黄芪、炙甘草、升麻、白术（气虚下陷，血崩血脱，亡阳垂危等证）。

【解析】其理同上，阳之气脱以参芪救之，我认为值得商榷。血崩血脱、亡阳垂危能以参芪救之吗？我个人觉得不能。那么，该如何救治呢？我认为《伤寒论》里提出四逆、通脉四逆之法，应该速救其胃气才行。管窥之见，斗胆说出，实因此学术观点涉及人命，不当之处，请同道批评指正。

生脉散《医学启源》

【症状】汗多神疲，体倦乏力，气短懒言，咽干口渴，舌干红少苔，脉虚数；或干咳少痰，短气自汗，口干舌燥，脉虚细。

【药证】人参、麦冬、五味子［气阴两虚（温热、暑热，耗气伤阴；或久咳伤肺）］。

【解析】虽为生脉，实为里虚，津气无以生化，人参、麦冬健胃。麦冬《本经》有治胃络脉绝之功，五味子有益气之能，二药合用，胃气自实、自生。

生脉散对低血压有较好疗效。为什么这么说呢？热实胃气实，则常会导致血压高，可用石膏降压；同样，胃气亏，中焦虚，气血就鼓动不起来了，血压就低。那么，用本方健胃气，血压就能升上来。

玉屏风散《医方类聚》

【症状】汗出恶风，面色㿠白，舌淡苔薄白，脉浮虚。

【药证】防风、黄芪、白术（表虚自汗，亦治虚人腠理不固，易感风邪）。

【解析】言"玉屏风"者，取其遮挡风之意。我认为，不是遮挡上就不恶寒，而要把表关上，才可以啊。既有表虚又有里湿之时，此方用之应该有效。

汗出恶风，脉缓，按六经辨证，可用桂枝汤加黄芪。汗出恶风甚者为表虚之极，用桂枝汤加黄芪既可温里又可解表，用之效果颇佳。

完带汤《傅青主女科》

【症状】带下色白，清稀如涕，面色㿠白，倦怠便溏，舌淡苔白，脉缓或濡弱。

【药证】白术、山药、人参、车前子、苍术、甘草、陈皮、荆芥、柴胡、白芍（脾虚肝郁，湿浊带下）。

【解析】太阴里湿，变证百出。湿趋下者，发为带下证，则用健胃祛湿法。

湿聚则气阻，气阻则热生。柴胡即是疏泄其热的正治之法，临床有效。

若此方不效时，用逍遥散合当归芍药散也可。

四物汤《仙授理伤续断秘方》

【症状】头晕目眩，心悸失眠，面色无华，妇人月经不调，量少或经闭不行，脐腹作痛，甚或瘕块硬结，舌淡，口唇、爪甲色淡，脉细弦或细涩。

【药证】当归、白芍、熟地、川芎（营血虚滞证）。

【解析】血液不足于里，不能濡养头目管窍，上不能濡养官窍，内不能温养脏腑，外不能滋润肌肤，故诸症皆现。本方补益其血，补中有养，补中有动，动静结合。

桃红四物汤《医垒元戎》录自《玉机微义》，原名"加味四物汤"

【症状】妇女经期超前，血多有块，色紫稠黏，腹痛等。

【药证】当归、白芍、熟地、桃仁、红花、川芎（血虚兼血瘀证）。

【解析】瘀血不去，新血难生，于祛瘀之中加以活血养血之品。

胶艾汤《金匮要略》

【症状】崩漏下血，月经过多，淋漓不止，产后或流产损伤冲任，下血不绝；或妊娠胞阻，胎漏下血，腹中疼痛。

【药证】阿胶、艾叶、当归、白芍、熟地、川芎、甘草（妇人冲任虚损，血虚有寒证）。

【解析】养血之中有化瘀之意，化瘀之中有止血之功，本方养血、止血、安胎，临证用之实为多效。

圣愈汤《医宗金鉴》

【症状】月经先期而至，量多色淡，四肢乏力，体倦神衰。

【药证】人参、黄芪、熟地、白芍、川芎、当归（气血虚弱，气不摄血证）。

【解析】本方证一是气不足于外，二是血不足于内。

外固则气足，气足则血生啊！胃健则气血自生，阴阳转化之理须明。方中为什么用人参、黄芪？第一，里边的血不足，外边的气也不足，气是固外的，血是养里的，但是它俩又不能分开，这是阴阳之理，血足了能化气，气足了能生血，所以说黄芪、人参主要是健胃生血。第二，卫外表实而里气足，气足则血自生，这是阴阳转化的道理。这就是圣愈汤的道理。

当归补血汤《内外伤辨惑论》

【症状】肌热面赤，烦渴欲饮，脉洪大而虚，重按无力。亦治妇人经期、产后血虚发热头痛；或疮疡溃后，久不愈合者。

【药证】黄芪、当归（血虚阳浮发热证）。

【解析】黄芪实表，主痈疽、疮疡、大风。观《伤寒》《金匮》二书，此药皆无补气之用啊！然于汗出恶风处用之，从黄芪桂枝五物汤、防己黄芪汤等可见一斑。此证大量用黄芪乃为实表救里，我个人不赞同"黄芪大补气血"之说。

从《伤寒》《金匮》悟出的道理来看，尤其是《金匮》里的方子，凡是用黄芪的皆有恶风，就是表不固，风邪直入腠理，人才感到怕冷。黄芪有实表之功，实表之功又有益气之功，怎么能实表？把汗毛孔关上得有劲啊，黄芪就增加这个功能：益里之气，实肤之功。所以说"黄芪大补气血"之说值得商榷。临床若出现血液不足，包括所谓单纯的贫血，不能用黄芪，而是要采用健胃血自生的方法治疗。如果胃不虚而血虚，月经淋漓不尽，面色萎黄什么的，则可以用胶艾四物汤。

归脾汤《正体类要》

【症状】心悸怔忡，健忘失眠，盗汗，体倦食少，面色萎黄，舌淡，苔薄白，脉细弱；便血，皮下紫癜，妇女崩漏，月经超前，量多色淡，或淋漓不止，舌淡，脉细弱。

【药证】人参、白术、茯苓、甘草、黄芪、木香、生姜、大枣、当归、龙眼肉、酸枣仁、远志（心脾气血两虚证；脾不统血证）。

【解析】太阴里虚，气不摄血。健胃生气，气旺血足，里实则气固，其血自止。主要是健胃生气，气旺血自己就止，摄纳有功了嘛！这是此方本来目的。

归脾汤主要是用来健胃的！盗汗、面色萎黄、心悸怔忡等症状，说明表里皆虚，主要是由于里虚，里不和则外不谐，里气实，外边自然就好了。归脾汤主要是因为里面气不摄血，胃气不生。

八珍汤（八珍散）《瑞竹堂经验方》

【症状】面色苍白或萎黄，头晕目眩，四肢倦怠，气短懒言，心悸怔忡，饮食减少，舌淡苔薄白，脉细弱或虚大无力。

【药证】人参、白术、茯苓、甘草、当归、白芍、熟地、川芎（气血两虚证）。

十全大补汤《太平惠民和剂局方》

【症状】面色萎黄，倦怠食少，头晕目眩，神疲气短，心悸怔忡，自汗盗汗，四肢不温，舌淡，脉细弱以及妇女崩漏、月经不调、疮疡不敛等。

【药证】黄芪、肉桂、人参、白术、茯苓、生姜、大枣、甘草、当归、白芍、熟地、川芎（气血两虚证）。

人参养荣汤（原名养荣汤）《三因极一病证方论》

【症状】倦怠无力，食少无味，惊悸健忘，夜寐不安，虚热自汗，咽干唇燥，形体消瘦，皮肤干枯，咳嗽气短，动则喘甚；或疮疡溃后气血不足，寒热不退，疮口久不收敛。

【药证】黄芪、人参、陈皮、茯苓、生姜、大枣、甘草、当归、白芍、熟地、桂心、五味子（心脾气血两虚证）。

泰山磐石散《古今医统大全》

【症状】胎动不安，或屡有堕胎宿疾，面色淡白，倦怠乏力，不思饮食，舌淡苔薄白，脉滑无力。

【药证】黄芪、人参、白术、甘草、糯米、川断、砂仁、当归、白芍、川芎、熟地、黄芩（气血虚弱所致的堕胎、滑胎）。

【解析】八珍汤、十全大补汤、人参养荣汤、泰山磐石散，此四方其理相同，皆为益胃养血之法。都应健胃养血。泰山磐石散用糯米，糯米是干什么的？就是健胃啊。

炙甘草汤（复脉汤）《伤寒论》

【症状】①脉结代，心动悸，虚羸少气，舌光少苔，或质干而瘦小者。②虚劳肺痿。干咳无痰，或咳吐涎沫，量少，形瘦短气，虚烦不眠，自汗盗汗，咽干燥，大便干结，脉虚数。

【药证】人参、白术、甘草、生姜、桂枝、大枣、生地、阿胶、麦冬、麻仁、清酒（阴血阳气虚弱，心脉失养证；虚劳肺痿）。

【解析】太阴里虚，胃气虚弱，津血不足不能濡养其心，发为本证。麦冬一味可治胃络脉绝，故可重用一升，滋其胃气，气生则血旺，血旺则上养其心。

这是个太阴虚证，尤其是大量用麦冬，伤寒脉结代，心动悸，为什么心动悸？不足，这是虚证！胃气不足，不能速生血液，血液不能速生，不能上养心脏。补什么？滋其津液、滋其血液。开后世温补派先河，就是这张方子啊。方中有桂枝、甘草，因为上面胃气不足，底下的寒饮之气上冲，所以，会有心动悸的症状。

甲亢的心悸，有多种可能，柴胡剂、苓桂剂、炙甘草汤，都有可能。

方中清酒就是以前的米酒，二锅头也可以，我经常给病人用二锅头。

重复论说一下：炙甘草汤属于阴阳两虚，既可归为阳明里虚，也可归为太阴里虚。因为方剂有多重属性，不一定仅限于一种归属。

地黄饮子（地黄饮）《圣济总录》

【症状】舌强不能言，足废不能用，口干不欲饮，足冷面赤，脉沉细弱。

【药证】熟地、巴戟天、山茱萸、石斛、肉苁蓉、附子、五味子、肉桂、茯苓、麦门冬、菖蒲、远志、生姜、大枣（下元虚衰，痰浊上泛之喑痱证。本方偏于温补）。

【解析】太阴虚寒，精血不足，下不养肌肉血脉，上不养五官九窍，发为喑痱。此方之意为《黄帝内经》之"补不足损有余"。为太阴病下元虚寒，精血不足证。其组成与肾气丸有关系，有一定的渊源。

龟鹿二仙胶《医便》

【症状】全身瘦削，阳痿遗精，两目昏花，腰膝酸软，久不孕育。

【药证】鹿角胶、龟板胶、枸杞子、人参［真元虚损，精血不足证（肾之阴精、元阳亏虚）］。

【解析】太阴之里，精血俱虚于下，以重味滋补之品填之，虚则补之。本方纯补，不免滋腻，故脾胃虚弱而食少便溏者不宜使用，或合用四君子汤以助运化。

七宝美髯丹《本草纲目》引《积善堂方》

【症状】须发早白，脱发，齿牙动摇，腰膝酸软，梦遗滑精，肾虚不育。

【药证】菟丝子、补骨脂、牛膝、赤白何首乌、赤白茯苓、当归、枸杞子（肝肾不足证）。

【解析】虽曰美髯丹，实为太阴虚寒，精血不能上养须发而致，以填精实里为要义。

此方用的就是填补法，虚其下而不能养其上，下元填满了，须发自生。此为中医之基本道理。但此方我临床未经验证，不敢妄言。此证所言"须发早白"原因有很多，肾气丸也可治疗，后世的清胃散也可治疗"须发早白"，有虚有实。千万注意：不能用一个方子通治所有的齿更发落、梦遗滑精等，要辨证施治。

牡蛎散《太平惠民和剂局方》

【症状】体虚自汗、盗汗证。常自汗出，夜卧更甚，心悸惊惕，短气烦倦，舌淡红，脉细弱。

【药证】黄芪、浮小麦、麻黄根、牡蛎（气虚卫外不固，阴伤心阳不潜，日久心气亦耗）。

【解析】本证表虚自汗，汗伤心液，以黄芪、麻黄根实表而治汗出，浮小麦健其胃气，牡蛎敛汗。

若以六经辨证，以桂枝汤加黄芪亦无不可。我临床碰上这种自汗盗汗乏力的病症，应该就是桂枝汤加黄芪汤证。不一定非得用牡蛎、浮小麦、黄芪、防风这些药。

九仙散 王子昭方，录自《卫生宝鉴》

【症状】久咳不已，咳甚则气喘自汗，痰少而黏，脉虚数。

【药证】款冬花、桑白皮、贝母、桔梗、阿胶、人参、罂粟壳、五味子、乌梅（久咳伤肺，气阴两伤）。

【解析】太阴之里，虚其上则气短作咳，此为补里虚而止咳法。

此方以补法为重，此为虚性之咳，就要用人参、阿胶。此方还有止咳血的作用，乌梅、五味子都是收敛的。以补里虚为主，人参健胃，阿胶可止咳血。如无咳血此方用阿胶也无益，治虚性咳嗽，此方可能有效，然我未曾用过，未经验证。

真人养脏汤《太平惠民和剂局方》

【症状】久泻久痢，泻痢无度，滑脱不禁，甚至脱肛坠下，脐腹疼痛，喜温喜按，倦怠食少，舌淡苔白，脉迟细。

【药证】肉桂、人参、白术、当归、白芍、木香、甘草、罂粟壳、肉豆蔻、诃子（久泻久痢，脾肾虚寒证）。

【解析】太阴里虚泄泻，无力摄纳，当复其胃气为要，气足痢当止，脱肛亦可愈。

此证予《伤寒》桃花汤当亦有效。此为太阴病纯虚寒证，本身痢无补法，但痢久就成为真正的虚寒痢了，就需要补。所以说太阴里虚，无力摄纳，气随大便而泻。好汉架不住三泡稀嘛，当复其胃气为要，气足利自止。一健一止。

桃花汤 《伤寒论》

【症状】下痢日久不愈，便脓血（不一定必见脓血），色暗不鲜，腹痛喜温喜按，小便不利，舌淡苔白，脉迟弱或微细。

【药证】干姜、粳米、赤石脂（虚寒血痢证）。

【解析】太阴虚寒，本自下利，故以干姜温胃健其胃气，赤石脂固涩止其痢也。意同真人养脏汤，是真正的虚寒利。

四神丸 《内科摘要》

【症状】五更泄泻，不思饮食，食不消化，或久泻不愈，腹痛喜温，腰酸肢冷，神疲乏力，舌淡，苔薄白，脉沉迟无力。

【药证】肉豆蔻、补骨脂、五味子、吴茱萸（二神丸：肉豆蔻、补骨脂；五味子散：五味子、吴茱萸）［脾肾阳虚之肾泄（五更泄、鸡鸣泻）证］。

【解析】世人谓五更泻者，言其脾肾阳虚。其证本寒，太阴虚寒，寒饮自沉于下，故致泄利不止，谓其五更泻。观其药物为辛温收敛之品，皆能祛寒，皆能固涩固肠，这个方子临床用确实有效。方中药物，吴茱萸、肉豆蔻温胃健脾。白天为阳，晚上为阴，晚上尤其是进入后半夜的时候，阴气重，里面本寒的话，肯定晚上三四点钟起来解啊！所以说，"五更泻"说明一定的时间规律性。这个病属于太阴的范畴，下利不止。

当然，治这种病一定要用四神丸吗？也不一定。在参苓白术散里我讲过一个治疗拉肚子几十年的例子，可以参考。

四神丸之四神者，言其药效快，余无他意，临证真正符合这个方证的有效。温胃嘛！主要就是温胃、祛寒饮、收涩，但是不是所有的后半夜或早上起来下利的疾病用这个方子都好使。

金锁固精丸《医方集解》

【症状】遗精滑泄，女子带下滑脱，神疲乏力，腰痛耳鸣，舌淡苔白，脉细弱。

【药证】沙苑蒺藜、芡实、莲须、龙骨、牡蛎（肾虚不固之遗精）。

【解析】太阴为里，虚则不固，精失津亡，内不得濡润，外不得精气而养，何来神采？这个人就没有神了。太阴里虚，虚其下，精失液亡，滑精。凡是遗精滑精的人脸色都是苍白的。面色㿠白，《金匮要略》叫面薄、清冷等。

若按六经辨证，可与桂枝加龙骨牡蛎汤。因为桂枝汤能健其胃气，和中养胃，龙骨、牡蛎专门取其收涩之功。若用金锁固精丸不效时，可用桂枝加龙骨牡蛎汤。

桑螵蛸散《本草衍义》

【症状】小便频数，或尿如米泔色，或遗尿，或遗精，心神恍惚，健忘，舌淡苔白，脉细弱。

【药证】龟板、当归、远志、菖蒲、人参、茯神、桑螵蛸、龙骨（心肾两虚证）。

【解析】里虚而气不足，气不足则摄纳失司，故遗尿频频。细观其药，实乃健其胃，气生则摄纳复，则遗尿止，其证当愈。

依《伤寒》理，遗尿亦有阴阳之分：在阳明者，热迫水行，用白虎剂更为奏效；在阴者当为太阴，肾著汤亦可奏效。一虚一实，一阴一阳。本方也可有效，参、苓健胃气，胃气健则收涩有力，再加一些固涩药。

缩泉丸（原名固真丹）《魏氏家藏方》

【症状】小便频数，或遗尿，小腹怕冷，舌淡，脉沉弱。

【药证】乌药、益智仁〔膀胱虚寒证（下元虚冷）〕。

【解析】此为太阴里虚，为胃虚有寒。

此方用乌药、益智仁，所谓的小便频数、小腹怕冷，其实就是胃寒，上不能制下。

若以六经辨证，可与肾著汤。

再谈谈治疗遗尿，遗尿的病机是一正一反，一个热一个虚：热迫水行一晚上尿好几回；虚不能制水就往下流。热迫水行是白虎汤证；虚寒遗尿是肾著汤证，尤其是一些孩子的遗尿。还有一些患者，既有胃的虚寒比如怕冷或者下利的症状，又有口干口渴症状，那就用肾著汤加生石膏嘛！有个小女孩15年的遗尿，就是用肾著汤加生石膏，现在已经痊愈了！可以寒热并用而治疗。

固冲汤《医学衷中参西录》

【症状】猝然血崩或月经过多，或漏下不止，色淡质稀，头晕肢冷，心悸气短，神疲乏力，腰膝酸软，舌淡，脉微弱。

【药证】白芍、茜草、黄芪、白术、山萸肉、龙骨、牡蛎、海螵蛸、棕榈炭、五倍子（脾肾亏虚，冲脉不固证）。

【解析】名为固冲，实为救里。于化瘀止血中用益气健胃法，大有深意。然亦不能出《伤寒》理，胶艾四物汤即属此理，补中有化瘀之意。

柏子养心丹《体仁汇编》

【症状】精神恍惚，惊悸怔忡，夜寐多梦，健忘盗汗，舌红少苔，脉细而数。

【药证】柏子仁、枸杞子、麦冬、当归、石菖蒲、茯神、玄参、熟地、甘草（阴血亏虚，心肾失调之证）。

【解析】太阴里虚，津液不足，不能上养其心，故用此方。

孔圣枕中丹（原名孔子大圣枕中方）《备急千金要方》

【症状】健忘失眠，心神不安，或头目眩晕，舌红苔薄白，脉细弦。

【药证】龟甲、龙骨、远志、菖蒲（心肾阴亏证）。

【解析】此方笔者未经实证，不述。

甘麦大枣汤《金匮要略》

【症状】脏躁。精神恍惚，常悲伤欲哭，不能自主，心中烦乱，睡眠不安，甚则言行失常，呵欠频作，舌淡红，苔少，脉细略数。

【药证】甘草、小麦、大枣（心阴不足，肝气失和）。

【解析】太阴里虚，津伤气弱，阳不守阴，神魂不安，《金匮》谓"阴气衰者为癫，阳气衰者为狂"，此之谓也（邪哭，使魂魄不安者，血气少也，血气少者，属于心，心气虚者，其人则畏，合目欲眠，梦远行而精神离散，魂魄妄行，阴气衰者为癫，阳气衰者为狂）。

什么叫阳气？就是津液啊。津液虚了，热就独旺。什么叫阴气？就是阴血，血液、津液虚了，无以养心，则癫，也就是脏躁，常悲伤欲哭，不能自主，心中烦乱，睡眠不安。"阳气衰为狂"就是阳热独旺，阴虚阳亢，出现了阳亢，所以就狂。

一个是阴虚阳亢为狂，一个是津血不足为癫。

说到狂，大承气、小承气，出现谵语狂热，就是热盛而伤津，病为实；

说到癫，就是太阴病的津液、血液不足，无法养心。《伤寒论》中所谓"阳气为津液"，就是指热太盛而津液不足，不是真正的津液血液不足。

而真正的本身就津血不足（而非热实导致）叫做阴气衰。比如，我治疗过一个病人，防己地黄汤中的地黄用到50克。甘药养阴液，阴阳和则神自安。

附：太阴病"里实+里虚"

温脾汤《备急千金要方》

【症状】腹痛便秘，脐下绞结，绕脐不止，手足不温，苔白不渴，脉沉弦而迟。

【药证】大黄、芒硝、甘草、附子、干姜、人参、当归〔阳虚寒积证（脾阳不足，阴寒内盛，寒积中阻所致。寒实冷积阻于肠间，腑气不通。证属"虚中夹实"）〕。

【解析】本方泻下与温补兼备，太阴实寒已结与太阴虚寒并存，属太阴病（里实与里虚并存）。

本方症状，若按六经辨证，亦可用调胃承气合四逆汤。

需要对比的是，大黄附子汤，是为太阴实寒已结，属于太阴病。

第五章　少阳病

第一节　少阳病（半表半里阳证）

桔梗汤《金匮要略》

【症状】肺痈。咳而胸痛，振寒，脉数，咽干不渴，时出浊唾腥臭，久久吐脓如米粥。

【药证】桔梗、甘草（痰证）。

【解析】为少阳咽痛，此方归入少阳病较归入阳明病更为适宜。少阴病传之常是太阴和厥阴，但也可迅速化热，传变为少阳或阳明：一个入少阳，咽喉肿痛；一个入阳明，大便干燥。一上一下嘛。

喉咽为少阳之病，孔窍嘛。有人说，如果以药测证，桔梗、甘草治疗少阳病吗？似乎不属于少阳。我的回答是：桔梗本身有清热解毒之功，看《本经》啊。桔梗汤，以症定性。是从孔窍的病位推导出来的，不能仅凭药物来推测六经。研究《伤寒论》有两种方法，一是以证测药，一个是以药测证。这是两个方面啊。

黄芩汤《伤寒论》

【症状】热泻热痢。泄泻，大便不畅，身热，口苦，腹痛下利，舌红苔黄，脉数。

【药证】黄芩、芍药、甘草、大枣（湿热泄泻）。

【解析】黄芩汤腹痛、下痢、身热、口苦，可以说是阳明病，但是我思考良久，最后的结论是：黄芩汤放在少阳病里面，不要放入阳明病，此方证是少阳热盛而下迫大肠，热盛津伤发为痢。

准确来说，本方证应该是少阳热盛，因为少阳病可上可下，可里可外，黄芩汤证是少阳之热下迫大肠，当为下痢，这个痢也是痢疾，是纯热性的痢疾，没有到下痢赤白的程度，但是也是痢疾。

金铃子散《太平圣惠方》，录自《袖珍方》

【症状】胸腹胁肋诸痛，时发时止，口苦，或痛经，或疝气痛，舌红苔黄，脉弦数。

【药证】金铃子、玄胡（肝郁化火证）。

【解析】胁肋诸痛，归属少阳病。

小柴胡汤《伤寒论》

【症状】①伤寒少阳证：往来寒热，胸胁苦满，默默不欲饮食，心烦喜呕，口苦，咽干，目眩，舌苔薄白，脉弦；②热入血室证：妇人伤寒，经水适断，寒热发作有时；③黄疸、疟疾以及内伤杂病而见少阳证者。

【药证】柴胡、黄芩、人参、甘草、半夏、生姜、大枣（伤寒少阳证；热入血室证；黄疸、疟疾以及内伤杂病而见少阳证者）。

【解析】小柴胡汤为少阳病的正治之方，兹不复赘。

小柴胡汤"无所不能合"，凡是陷于少阳证，夹痰夹水夹瘀都可以合。夹痰可以合祛痰剂，夹饮可以合化饮剂。合苓桂术甘汤，合二陈汤，合桂枝茯苓丸，合大小承气汤，合大青龙汤……都可以合。因为本身小柴胡汤是"阴阳进退"之机啊，"进"可以入里（如阳明、厥阴），"退"它可以驱邪于外（如太阳）。这个方子用得比较广，可上可下，可内可外。

柴胡枳桔汤《通俗伤寒论》

【症状】往来寒热，两头角痛，耳聋目眩，胸胁满痛，舌苔白滑，脉右弦滑，左弦而浮大。

【药证】柴胡、黄芩、雨前茶、人参、生姜、陈皮、半夏、枳壳、桔梗（邪踞少阳证偏于半表者）。

【解析】柴胡枳桔汤其实就是少阳病夹痰，与二陈汤合方去茯苓，临证于柴胡温胆合用之，也当甚效。

如果真的是往来寒热，两头角痛，耳聋目眩，胸胁满痛，脉弦，咳嗽咳痰，那么，如果咳痰重，头晕轻，也可以用小柴胡汤合温胆汤。

如果头晕重，耳聋头晕，舌苔白滑，也可以用小柴胡汤合苓桂术甘汤，那是痰饮证。

如果是头痛得厉害，可以加减嘛，小柴胡汤加川芎、加白芷都可以。

柴胡枳桔汤就是少阳病的一个变法，一个变化方剂。

蒿芩清胆汤《重订通俗伤寒论》

【症状】寒热如疟，寒轻热重，口苦膈闷，吐酸苦水，或呕黄涎而黏，甚则干呕呃逆，胸胁胀疼，小便黄少，舌红苔白腻，间现杂色，脉数而右滑左弦。

【药证】青蒿、黄芩、竹茹、枳壳、半夏、陈皮、赤茯苓、碧玉散（滑石、甘草、青黛）（少阳湿热证）。

【解析】蒿芩清胆汤是少阳病夹水。

若按六经辨证，亦可用小柴胡汤合小半夏加茯苓汤（若言之疟疾，青蒿有特殊之功，那么，也可再加青蒿）。

"寒热如疟"，乃寒热交替如疟疾，就是寒热往来啊，疟疾在《金匮要略》里面说"疟脉自弦"，这一句话就告诉你疟疾是少阳病。"寒热如疟，寒轻热重，口苦，吐酸苦水，干呕呃逆，胸胁胀疼"这不就是胸胁苦满、默默不欲饮食吗？"呕黄涎而黏，舌红苔白腻，间现杂色，脉数而右滑；小便黄少"，这就是夹水，里面有水湿之证。

四逆散《伤寒论》

【症状】手足不温，或腹痛，或泄利下重，脉弦；胁肋胀闷，脘腹疼痛，脉弦。

【药证】柴胡、枳实、芍药、甘草（阳郁厥逆证；肝脾气郁证）。

【解析】四逆散是少阳病的正治之方，少阳病见有气郁不达于四肢而厥逆者，临证用之，疗效可靠。

气滞导致的四肢厥冷，或者是胃脘作痛等这些情况，都可以用此方。甚至包括一些因气滞导致的腕关节疼痛，包括踝关节疼痛、足跟疼痛，都可以用这个方子加减。上边疼痛加桑枝，下边疼痛加鸡血藤。效果非常可靠。

柴胡疏肝散《证治准绳》引《医学统旨》方

【症状】胁肋疼痛，胸闷喜太息，情志抑郁易怒，或嗳气，脘腹胀满，脉弦。

【药证】柴胡、枳壳、芍药、甘草、香附、陈皮、川芎（肝气郁滞证）。

【解析】柴胡疏肝散这个方子不多说了，就是个四逆散的加味。

枳实芍药散《金匮要略》

【症状】产后腹痛，烦满不得卧。并主痈脓。

【药证】枳实、芍药（气血郁滞证）。

【解析】枳实芍药散，这是少阳病的变通之方，此方一动一静，一行一敛，暗合阴阳之理，于腹痛于下、足跟疼痛等确有良效。

腹痛，倍用芍药，芍药可以大量用；足跟痛者，可以加鸡血藤。

磁朱丸（原名神曲丸）《备急千金要方》

【**症状**】心肾不交，耳鸣耳聋，心悸失眠，视物昏花，亦治癫痫。

【**药证**】光明砂、磁石、神曲（肾阴不足，心阳偏亢，心肾不交）。

【**解析**】耳鸣耳聋为半表半里之热上冲孔窍，少阳病。半表半里处是诸器官所在，上冲心肺，下伤肝肾。该方证若以六经辨证，可用小柴胡汤加龙骨、牡蛎。神曲，不就是代替生姜、半夏吗，该方证（磁朱丸）就是少阳病。

第六章　厥阴病

第一节　厥阴病（半表半里阴证）

左金丸《丹溪心法》

【症状】胁肋疼痛，嘈杂吞酸，呕吐口苦，舌红苔黄，脉弦数。

【药证】黄连、吴茱萸（肝火犯胃，脾胃不和）。

【解析】此方完全归于阳明病不太合适，这个病应该是寒热互搏，兼有寒饮之证，放入厥阴病似妥。既有寒，又有热，为什么这么说？本方既有寒饮内犯，又有里热，寒热互搏，饮与热合，所以出现胸胁苦满、嘈杂吞酸，是寒热错杂证，应该为厥阴病。

戊己丸《太平惠民和剂局方》

【症状】胃痛吞酸，腹痛泄泻。

【药证】黄连、吴茱萸、白芍（肝脾不和证）。

【解析】治疗寒热错杂，兼有水饮。若以六经辨证，可用半夏泻心汤加煅瓦楞。

香连丸《太平惠民和剂局方》

【症状】下痢赤白相兼，腹痛，里急后重。

【药证】木香、吴茱萸、黄连（湿热痢疾）。

【解析】香连丸和左金丸异曲同工，此方既有热又有寒，寒热相兼，加木香起行气的作用。应该归入厥阴病。

寒热相兼导致赤白下痢，热为赤，寒为白，腹痛里急后重。吴茱萸本身就有下水下寒饮之功。寒热错杂，迫急于里，伤及血液，而致脓血。

青蒿鳖甲汤《温病条辨》

【症状】夜热早凉，热退无汗，舌红苔少，脉细数。

【药证】青蒿、鳖甲、知母、丹皮、生地（温热病后期，余热未尽而阴液不足之虚热证）。

【解析】夜热早凉，热退无汗，这就是往来寒热，少阳病的发热有时候早上高、晚上低，中午没事；有时候晚上烧、早上没事。本方有少阳证往来寒热兼有津伤，故归于厥阴。其中，鳖甲、知母、丹皮、生地，全是甘寒养阴的法子。

大家一定要特别注意的是，方剂教材中提及的"清热剂"之"清虚热"，实质并非针对"单纯虚热"，而是针对"实热与虚热之错杂"。青蒿鳖甲汤、清骨散、秦艽鳖甲散均非"单纯虚热"，而是"实热与虚热之错杂"，应归入厥阴病。假如是"单纯虚热"，则应归入"阳明病（里虚）"。

清骨散《证治准绳》

【症状】骨蒸潮热，或低热日久不退，形体消瘦，唇红颧赤，困倦盗汗，或口渴心烦，舌红少苔，脉细数。

【药证】银柴胡、胡黄连、秦艽、鳖甲、地骨皮、青蒿、知母、甘草［肝肾阴虚，虚火内扰证（清虚热，退骨蒸）］。

【解析】对于《方剂学》教材"清热剂"之清虚热，《方剂学》主编邓中甲先生在《邓中甲方剂学讲稿》中谈到"教材的清虚热不全面，典型的应该说清虚热是一种阴不足而阳亢的虚热，但热病后期引起的虚热也包括在内"。此中大有深意。吾窃以为，本方既有补阴（滋阴）作用，亦有透邪（给邪出路）作用，所以和单纯"阴虚无邪（纯粹虚热）"有所差异。

秦艽鳖甲散《卫生宝鉴》

【症状】骨蒸盗汗，肌肉消瘦，唇红颊赤，口干咽燥，午后潮热，咳嗽，困倦，舌红少苔，脉细数。

【药证】地骨皮、柴胡、鳖甲、秦艽、知母、当归（阴亏血虚，风邪传里化热之风劳病）。

【解析】秦艽鳖甲散为虚实夹杂。午后潮热是实，潮热一般都是实证；骨蒸，唇红口干、肌肉消瘦、舌红苔少、脉细，这是虚证。

苏子降气汤《太平惠民和剂局方》

【症状】痰涎壅盛，胸膈满闷，喘咳短气，呼多吸少，或腰疼脚弱，肢体倦怠，或肢体浮肿，舌苔白滑或白腻，脉弦滑。

【药证】肉桂、当归、紫苏子、半夏、苏叶、生姜、甘草、大枣、厚朴、前胡（痰涎壅肺，肾阳不足，上实下虚喘咳证）。

【解析】太阴痰湿为重，阻塞上下，痰逆于上而作喘，寒趋于下而为肿。温化痰湿，其证终结。

也就是说痰在上、湿在下，痰往上就喘，湿气往下就腿肿。所谓上盛下虚，上面痰热盛，下虚寒水或寒饮重。寒水重的原因是：上焦之气受气于中焦，下焦之气受气于中焦。痰在上、寒水在下，上下之气无力沟通，痞塞不通。上面化其痰，下面利其水，上面的痰去了以后，气下来则下面的水自己也就出去了。

其实仔细看这个方子，就是个半夏厚朴汤的变方，痰湿为重又夹杂虚证，半夏厚朴汤的原方基本都在苏子降气汤里边，就是没有茯苓而已，所以说这是半夏厚朴汤的变方，苏子降气汤归到太阴里也对，归到虚实错杂的厥阴更好。

枳实消痞丸（失笑丸）《兰室秘藏》

【症状】心下痞满，不欲饮食，倦怠乏力，大便不畅，苔腻而微黄，脉弦。

【药证】黄连、枳实、干姜、半夏、人参、白术、茯苓、厚朴、麦芽、甘草［脾虚气滞，寒热互结证（实多虚少，热重寒轻）］。

【解析】虚实相合，寒热错杂，用于心下痞满，兼以里证，当属有效。

此方为厚姜半甘参汤加味，加入了黄连、枳实，所以心下满的程度比厚姜半甘参汤重。我有时临床上也用厚姜半甘参汤加枳实、白术。本方尤其对于小儿食积、腹大如鼓、大便干、食欲不振有效。

葛花解醒汤《内外伤辨惑论》

【症状】眩晕呕吐，胸膈痞闷，食少体倦，小便不利，大便泄泻，舌苔腻，脉滑。

【药证】干姜、人参、白术、葛花、神曲、猪苓、茯苓、泽泻、木香、青皮、陈皮、砂仁（酒积伤脾证）。

【解析】酒客为病，多有内湿，寒湿内聚，胃气不行。酒浊上行则头晕呕吐（类似苓桂术甘汤），下行则大便泄泻、小便不利。

以《伤寒》法，亦可用柴胡桂枝干姜汤加茯苓，治疗上边胸膈痞闷，气短，下面大便泄泻。从这个角度理解，此方应归入厥阴。

乌梅丸《伤寒论》

【症状】脏寒蛔厥证。脘腹阵痛，烦闷呕吐，时发时止，得食则吐，甚则吐蛔，手足厥冷；或久泻久痢。

【药证】黄连、黄柏、附子、干姜、细辛、蜀椒、人参、当归、桂枝、乌梅、苦酒、蜜、米［寒热错杂，气血虚弱（脏寒蛔厥证，以温肠胃为主，兼清郁热而安蛔）］。

【解析】寒热相兼，胃虚沉寒，寒热并用，温补两施，各归其证，诸症齐愈。上可安蛔，下可温里，中可健胃，实为良方佳剂。

鳖甲煎丸《金匮要略》

【症状】疟母、癥瘕。疟疾日久不愈，胁下痞硬（或硬）成块，结成疟母；以及癥瘕结于胁下，推之不移，腹中疼痛，肌肉消瘦，饮食减少，时有寒热，女子月经闭止等。

【药证】柴胡、黄芩、大黄、赤硝、干姜、桂枝、人参、鳖甲、䗪虫、蜣螂、芍药、牡丹、蜂窠、桃仁、灶下灰、清酒、石韦、瞿麦、厚朴、半夏、葶苈［正气日衰，气滞血瘀（寒热并用、攻补兼施、气血津液同治）］。

【解析】此为柴胡剂之变方，证属厥阴，病至于半表半里，兼有瘀血证。药物虽繁，其力却专，直指病所，实为治疗虚实夹杂之良方。这个方子很好用，不脱六经之理，为可学之方。虽言治疟，但对现在多种疾病，包括慢性肝炎、肝硬化腹水，验之临床，多为有效。

一贯煎《续名医类案》

【症状】胸脘胁痛，吞酸吐苦，咽干口燥，舌红少津，脉细弱或虚弦。亦治疝气瘕聚。

【药证】北沙参、麦冬、当归、生地黄、枸杞子、川楝子［肝肾阴虚，肝气郁滞（肝胃不和）证。以补为主，不能祛有形之邪，且药多甘腻，故有停痰积饮而舌苔白腻、脉沉弦者，不宜使用］。

【解析】"胸脘胁痛，咽干口燥"，此方归入太阴病不太合适，虽有津亏，但有热证，所以应归于厥阴。津亏而热结，热虽非实，然虚热力钧，偏于胸胁，故致此证。

烧灼人体津液，胸胁津液不足，则拘挛难受，处于半表半里。有虚也有热，与厥阴提纲证"心中疼热，气上冲胸"有异曲同工的意思，归入厥阴。

半夏泻心汤《伤寒论》

【症状】心下痞，但满而不痛，或呕吐，肠鸣下利，舌苔腻而微黄。

【药证】黄连、黄芩、干姜、人参、半夏、大枣、甘草（寒热错杂之痞证）。

【解析】厥阴之病，寒热错杂，热向上则口渴，寒向下则下利。以芩连清其上，姜夏温其下，热清寒去，其证可愈。

此方本从柴胡剂化出。柴胡剂具有加减变化之机，少阳与厥阴都是可内可外，是个中枢，有阴阳进退之机，后学之人当明其理，因无往来寒热，因此去柴胡。叶天士用此方化裁很多。

生姜泻心汤《伤寒论》

【症状】心下痞硬，干噫食臭，腹中雷鸣下利者。

【药证】黄连、黄芩、生姜、干姜、人参、半夏、大枣、甘草（寒热错杂，水热互结）。

【解析】方义同上，重用生姜温胃化饮。《本经》说生姜去臭气，通神明，针对"干噫食臭"，生姜去"食臭之气"，去口中的异味。我的方子里常用生姜，热重的配石膏，口中异味就没有了。

甘草泻心汤《伤寒论》

【症状】下利日数十行，谷不化，腹中雷鸣，心下痞硬而满，干呕，心烦不得安。

【药证】黄连、黄芩、甘草、干姜、人参、半夏、大枣（寒热错杂，胃气虚弱）。

【解析】重用甘草健胃，本方既可治疗胃肠久病不愈之疾患，也可治《金匮要略》百合狐惑病中的"惑"，包括现在所说的口腔溃疡、白塞氏病、扁平苔藓，极为有效！大便不通可以加大黄，口干舌燥加石膏，舌红少苔用生地。

半夏泻心汤等这几个泻心汤，我归入到厥阴病。厥阴病是寒热错杂或者是虚实错杂。乌梅丸就是寒热并用，柴胡桂枝干姜汤也是寒热并用。麻黄升麻汤里面有养阴药，白薇、玉竹、天冬都有，也是寒热错杂。我们可以界定：虚实错杂、寒热错杂则归到厥阴病。

六经合病，无所不能合，柴胡桂枝干姜汤合桂枝汤、当归芍药散、桂枝茯苓丸、茯苓杏仁甘草汤、苓桂术甘汤、葛根汤等等，特别是病性相反的方子也可以大胆地合，如白虎汤合真武汤等。

黄连汤《伤寒论》

【症状】胸脘痞闷，烦热，气逆欲呕，腹中痛，或肠鸣泄泻，舌苔白滑，脉弦。

【药证】黄连、桂枝、干姜、人参、半夏、大枣、甘草（寒热错杂，上热下寒）。

【解析】跟上面几个方子意思相同。治寒热错杂兼有"气上冲心悸"。桂枝和甘草主要治气上冲胸，既有胃肠症状——气逆欲呕烦热，又有心悸怔忡。

我曾遇到一个心悸患者，心跳得都快跳出来了，用逍遥散、丹栀逍遥散不效，后用此方，一次就好了，到现在未复发。

镇肝熄风汤《医学衷中参西录》

【症状】类中风。头目眩晕，目胀耳鸣，脑部热痛，面色如醉，心中烦热，或时常嗳气，或肢体渐觉不利，口眼渐形㖞斜；甚或眩晕颠仆，昏不知人，移时始醒，或醒后不能复原，脉弦长有力。

【药证】玄参、天冬、白芍、龟板、甘草、茵陈、川楝子、生麦芽、生龙骨、生牡蛎、生赭石、怀牛膝［肝肾阴虚，肝阳上亢（肝阳化风）］。

【解析】经常有学生向我请教：镇肝熄风汤的虚实比例大概是多少？

我的回答是：有虚有实，起码要有热象，有时候是颜面潮热，但是，这种热并非纯粹实热。当然，你可以加减，比如有口干口渴，可以加生石膏。

高血压病人只要出现面部烘热，面部发烧，红面，声音洪亮，脖子发硬，这种情况下镇肝熄风汤疗效特别好。

镇肝熄风汤的脉，也不一定是教材所说"脉弦长有力"，也不一定是理论推导的"尺脉弱，寸关弦"。脉也是活的。有时候，镇肝熄风汤，脉是沉的，三部脉皆沉。要具体情况具体分析。

镇肝熄风汤证的表现，头晕目眩，有时候首如裹，血压增高，颜面潮红，脉弦大有力。这是典型的症状。但也不都是弦滑大有力。

舌红苔少，龟板、麦冬量就要大，芍药用15克。舌苔厚的，就要降低这些药的用量，茵陈、栀子可以加大用量。如果舌苔厚腻，也颜面潮红，也颈项强直，也可以用镇肝熄风汤，减低龟板的量啊！

建瓴汤《医学衷中参西录》

【症状】头目眩晕，耳鸣目胀，健忘，烦躁不安，失眠多梦，脉弦长而硬。

【药证】生地、白芍、柏子仁、山药、生龙骨、生牡蛎、怀牛膝（肝肾阴虚，肝阳上亢证）。

【解析】本方与镇肝熄风汤同出于张锡纯的《医学衷中参西录》，虽同治"肝肾阴虚，肝阳上亢"，但其"宁心安神"的力量略优于镇肝熄风汤。

合病并病

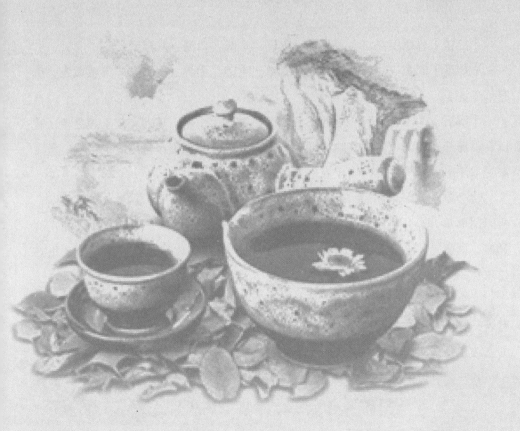

第七章　表里同病

第一节　太阳阳明合病

一、太阳+阳明（里虚）

大青龙汤《伤寒论》

【症状】恶寒发热，头身疼痛，无汗，烦躁，口渴，脉浮紧。

【药证】麻黄、桂枝、杏仁、炙甘草、生姜、大枣、生石膏（外感风寒，里有郁热证）。

【解析】两阳合病，表闭而不开。内热欲外达而出，正邪交攻于表之象，故以麻黄汤开其表，石膏清其热，邪随汗泄而愈矣，此乃临床常用之剂，然后世医家受"汗出亡阳"之说影响，弃之不用，惜哉！

这个方子就是麻黄汤和越婢汤的合方。皮肤肌表不开，是因为寒主收缩，所以闭而不开。用石膏就是因为有里热，阳明病。那么，表闭不开，人的正气又盛，两者就"打架"了。内热欲外达而出，正邪交攻于表，外寒越闭，里热越攻。

这个热是从里面来的，是里热。此热绝对不是表里相传，而是一发作就是既有表又有里。表是闭而不开，里是热而又实。里有热实，就想排除。而人体解病的方法，要么从汗而解，要么从大小便而解，要么从痰而解，要么就自己消化。

其中，麻黄汤证是身痛腰痛骨节疼痛，是在表的"表实"（闭的实）。石膏证是因为里面是热盛，里热想出来。一个把门关闭着，一个想出来，那么它们就势均力敌，打架得厉害。人就发热，恶寒，疼痛，烦躁，为什么？汗憋的。这就是阴阳交所指"精气和谷气"打仗，它俩打得越厉害人也就越难受。大青龙汤是浮紧脉。

治疗方法，一以麻黄开其表，二以石膏清其热。麻黄本身开表，表解了汗随之而泄。但是里热还没去呢，所以用石膏如鸡子，石膏如鸡子至少得50克了，我用大青龙汤，石膏最少得40克。

大青龙汤是临床常用之方。要治疗高热，尤其是现在的高烧发热，有很多恰恰就是大青龙汤证。

《伤寒论》原文中讲"太阳中风，脉浮紧，发热恶寒，身疼痛，不汗出而烦躁者，大青龙汤主之"。你看太阳中风，应该是桂枝汤证，应该是脉浮缓，但在这本文却恰恰出现个"太阳中风，脉浮紧"，太阳中风应该汗出，但是大青龙汤哪有汗啊？这里面寓意很深，因为看到了其实这里面是越婢汤证啊。而且，也为下面的条文打下了基础。紧接着下一条"伤寒脉浮缓，身不疼，但重，乍有轻时，无少阴证者，大青龙汤发之"。你看这两条是一正一反。脉浮紧，写的是中风；伤寒写的是脉浮缓，为什么呢？这里面很有深意啊。

前两天有个病人，高烧嗓子疼得很厉害，都有脓点了，按一般常规，大青龙汤是不能用的。但是，如果这个患者是大青龙汤证，就得用大青龙汤。如果病人有口苦咽干的症状，就合上小柴胡汤。

问：如果大青龙汤证，单用麻黄汤会怎么样？

答：大青龙汤与麻黄汤证的舌苔不一样。麻黄汤没有口渴，主要是身上周身疼痛，发热。麻黄汤嗓子不疼，而我治过的大青龙汤证很多都伴有咽痛。因为有阳明病里热，热太盛往往伴有咽痛。用大青龙汤合小柴胡汤治疗三阳合病，很少有医家这么用，但我这么用过。

问：大青龙汤，有没有虽是慢性证但也有长期高热的情况，比如，发烧一周多的情况。

答：长期高热的大青龙汤证我没见过，不能下断语。我用过的大青龙汤证是高热、肺炎、小儿的咳喘、风湿（也即条文中的风水之大青龙汤证）。

九味羌活汤张元素方，录自《此事难知》

【症状】恶寒发热，无汗，头痛项强，肢体酸楚疼痛，口苦微渴，舌苔白或微黄，脉浮。

【药证】羌活、防风、苍术、细辛、白芷、川芎、炙甘草、生地、黄芩（外感风寒湿邪，内有蕴热证）。

【解析】观此方之症状，按六经辨证为大青龙汤证，大青龙汤亦有发越水气之功。

本方症状中，"恶寒发热，无汗，头痛项强，肢体酸楚疼痛，口苦微渴，舌苔白或微黄，脉浮"，就是太阳阳明合病，亦即大青龙汤证。"恶寒发热，无汗"，乃为表实，或者更具体地说是"风寒表实"。

大羌活汤《此事难知》

【症状】头痛身重，发热恶寒，口干烦满而渴，舌苔白腻，脉浮数。

【药证】羌活、独活、防风、防己、苍术、白术、细辛、川芎、甘草、黄连、黄芩、知母、地黄（外感风寒湿邪兼有里热证）。

【解析】此方证是太阳阳明。"口干而渴，头痛身重，发热恶寒"，内有里热而表不解；口干而渴实为阳明内热，生地、知母本身可以滋阴，可以解热、解渴，黄芩、黄连解热但无解渴之功，此理《伤寒》书已明；里面有身重，苔白腻，应该里有湿。上述症状的此种里热而渴，我自己通常必用石膏。

这些症状若用六经辨证，则可用葛根汤加石膏再加苍术、茯苓，如果舌苔白得很厉害还可以加生薏米，有麻杏薏甘汤之意。

银翘散《温病条辨》

【症状】发热，微恶风寒，无汗或有汗不畅，头痛口渴，咳嗽咽痛，舌尖红，苔薄白或薄黄，脉浮数。

【药证】荆芥、淡豆豉、甘草、银花、连翘、薄荷、牛蒡子、桔梗、芦根、竹叶［风热表证，温病初起（外散风热、内清热毒之功，疏清兼顾，以疏为主）］。

【解析】发热微恶风寒，无汗或有汗不畅，头痛，苔薄白，脉浮，这是太阳病不解；口渴，咳嗽咽痛，舌尖红，苔薄黄，脉数，这是阳明病。

当然，咽喉疼痛也可以视为少阳病。

此方所示症状，若按六经辨证为太阳、阳明、少阳之三阳合病。可用小柴胡汤合麻杏石甘汤。要是嗓子疼还可以加个桔梗。

银翘散的病机不是表实。表实是闭而不汗，表实一是麻黄汤一是大青龙汤。麻黄汤是表闭不开，是纯表实，汗无出路；大青龙汤是表闭不开而里热又盛，交攻于表，汗无出路。

桑菊饮《温病条辨》

【症状】咳嗽，身热不甚，口微渴，脉浮数。

【药证】桑叶、菊花、薄荷、杏仁、桔梗、连翘、芦根、甘草（风温初起，表热轻证）。

【解析】桑菊饮是《温病条辨》中的方子，属于阳明病的轻证，既有里热，又有外感，用于温病内热之轻证、无大热者，可用，效疗甚好，但须识证准确。

我记得有个小患者，还没到上学的年龄呢，感冒了，还不是太烧，孩子的症状是：流鼻涕，也不发烧，舌苔有点厚，大便不干。有位医生给她吃了麻杏石甘汤，不见效；又给她用了张锡纯的"清解散"（蝉衣、薄荷、芦根、生石膏），也还是没效。后来我就仔细琢磨，是桑菊饮证，果不其然，吃了一剂药就好了。这就说明了，有里热，有里热导致的外感，也就是先有内热而导致的外感，用桑菊饮，但一定得是轻证。

桑菊饮证的使用指征不太好掌握，桑菊饮和银翘散的证是什么，很多人觉得不好精确表达，吴鞠通说银翘散治疗嗓子疼，但我认为，恐怕用小柴胡汤治疗嗓子疼更加有把握些！当然，我用过桑菊饮，确确实实好使，但是用于温病内热轻，就是阳明病轻证，先有内热，大热没起来，就是有点脓鼻涕，或者轻微地咳嗽两声，也不重，那时候可以用。

问：现在教材都将桑菊饮放在了太阳病，您怎么看待？

答：放在太阳病也可以。不过，这要看你怎样界定太阳病和阳明病，如果把太阳病界定为伤寒而致，把阳明病界定为温病而致，那么，桑叶、菊花、连翘、桔梗都是凉药，桑菊饮就最好不要放在太阳病。后世有些人把伤寒和温病给搞混了，分不清楚二者的区别，或者说，没看出温病的实质、伤寒的实质。

麻杏石甘汤《伤寒论》

【症状】身热不解，咳逆气急，甚则鼻煽，口渴，有汗或无汗，舌苔薄白或黄，脉浮而数。

【药证】麻黄、杏仁、炙甘草、生石膏（外感风邪，邪热壅肺证）。

【解析】麻杏石甘汤是典型的太阳阳明合病，麻黄解其表，石膏清其热，杏仁降其肺气，甘草恐汗出伤胃之津液。

麻杏石甘汤的病机：第一，表证不解（虽有汗出，但表证还是没解，所以头身疼痛）；第二，里热充斥（里热，又不能完全凭汗出而解掉，故里热不得外越而上冲于肺）。也就是说，虽有汗，表证解不透，里热又盛，里热盛往上来迫于肺的时候，因为汗出得不畅，所以肺上有害物质就不能解，里面的热又盛，两者交攻，就该喘了，就该咳嗽了。

方有麻黄就有表证。关于本方《伤寒论》中有两条，一个是发汗后汗出而喘身无大热；一个是下之后汗出而喘身无大热。所以这个方子就值得分析了，有汗出又有喘。按理说有汗出不该用麻黄，麻黄在《本经》是解伤寒寒热、咳逆上气。方中用麻黄是取"解表"之功，另外，也还取麻黄"平喘、止咳"之功。本方为：汗毛孔有点开，但这个汗毛孔开并不是其自主性的，是里热太盛导致汗毛孔开。

里热是不能用桂枝的，但是又有汗出，这个汗不是表证的自汗，而是里热蒸出来的汗，这时候就要用石膏解其热，石膏既能解热又能敛汗。阳明病凡是大汗出的症状都用石膏，白虎汤、白虎加人参汤。张仲景怕后人不明白，所以专门说"发汗后不可更行桂枝汤"，为什么不能用桂枝？因为汗出而喘。所谓"身无大热"是表无大热，而不是里无大热，里无大热能用石膏吗？！不能啊。是表无大热而里有大热。

表有大热而里无大热，为麻黄汤；表有大热而里有大热，为大青龙汤；表无大热而里有大热，是麻杏石甘汤。

麻杏石甘汤的热，不是大青龙汤、麻黄汤的"表热"，是石膏证的"里热"。这个里热又没有完全表现出"高热之症状"，或许有热，或许没有高热，这两层意思要把握好。

我用麻杏石甘汤，有时候症状是高烧、咳喘（用麻杏石甘汤合小柴胡汤）；有时候用麻杏石甘汤治咳喘却不发烧啊！虽然没有发烧，但却里热盛。病人有里热就舌黄、厚、白。合用苍耳子散，亦可治疗急性鼻炎。千万不要认为麻杏石甘就治咳嗽，错！

越婢汤《金匮要略》

【症状】恶风，一身悉肿，脉浮不渴，续自汗出，无大热者。

【药证】麻黄、炙甘草、生姜、大枣、生石膏（风水夹热证）。

【解析】你看这个越婢汤和麻杏石甘汤就差两三味药。越婢汤是表证不解而夹水，水无出路。里热熏蒸，虽有汗出而表邪不解。

越婢汤的水，肯定是在表。

越婢加术汤的水，可以在表也可以在里，但一般是水在表的情况多，但是也可能同时有里水。我们治疗肾病，越婢加术汤合五苓散、猪苓汤。

越婢汤方中麻黄本有发散水气之功，观大青龙汤即有此意，故曰其水可除，尤其是治疗在上的水肿。

此方除水，全赖麻黄、生姜、大枣。此外，方中的甘草、生姜、大枣，是因为中医有句话叫"祛湿必健胃"。越婢汤跟麻杏石甘汤的共同之处是什么呢？

"续自汗出"，断断续续，似有汗似无汗。——对于这种汗出，桂枝汤发汗的时候，用甘草、生姜、大枣再加上一碗粥，驱邪外出；越婢汤是有水气，又夹着热。如果光用发汗的法子祛除水气，而热不得解，则是祛不了水气的。所以越婢汤用麻黄祛水气，发汗汗出则水气自然就祛除。还有，如果里热不除、胃气不健的话，水气还要续自生的，所以还要用生姜、甘草、大枣健其胃，助其胃气而驱邪外出。用石膏清其里热又恐伤了胃气，所以加上姜枣草。《伤寒论》的方子用好了没有吃坏胃的。

问：为什么不用杏仁呢？杏仁也可以利水啊。

答：杏仁主要是开肺气、止咳喘，越婢汤证是以肿为主，而且水肿基本都在上，有时身痛有时不一定身痛，或者微微有点身上发酸，不一定是身大痛；有时候是续自汗出，有时候还没有汗。

很多肾病只要符合这个证型都可以用越婢汤。越婢汤既解表又能清里，还能健其胃，脸不肿了，水下去了，肾病也能好。或者是脸根本就不肿，没有表证的现象，用越婢汤治疗肾病效果也好。

除了肾病，越婢汤还可以治筋肉苦急，治疗肩背痛，越婢汤加苍术加桑枝。

新加香薷饮《温病条辨》

【症状】发热头痛，恶寒无汗，口渴面赤，胸闷不舒，舌苔白腻，脉浮而数。

【药证】香薷、银花、连翘、鲜扁豆、厚朴（暑温夹湿，复感于寒证）。

【解析】太阳阳明合病夹水之证，临证若按六经辨证，亦可用桂枝去桂加茯苓白术加石膏。舌苔白腻，胸闷不舒，这个不出汗就是里面有水湿不解，水湿不去，则表证不解。口渴面赤为里热盛。水气一去，汗也就出来了，阴阳和合，病就好了，中间没有阻拦了。"无汗"是因为水气，未必完全属于表证。

麻杏薏甘汤里面也是有水气，所以本方也可用麻杏薏甘汤加苍术加石膏替代。

鸡苏散《伤寒直格》

【症状】暑湿证兼微恶风寒，头痛头胀，咳嗽不爽者。

【药证】薄荷、滑石、甘草（暑湿证兼解表）。

【解析】单论本方所示症状，可属太阳阳明合病夹水。

滑石、甘草（六一散）当然可以治疗泄泻，此泄泻乃是水浸大肠，就是水到大肠而水谷不别才下利不止。这就是水不去而表不解。

如果单纯的是"微恶风寒，头痛头胀，咳嗽不爽"，若表证厉害则用小柴胡汤合麻杏石甘汤就可以；若咳嗽不爽、头痛厉害则用小柴胡汤加石膏合半夏厚朴汤也可以。

如果在上述症状之外还有"身热烦渴，小便不利，或泄泻"，就得用小柴胡加石膏合五苓散。

定喘汤《摄生众妙方》

【症状】咳喘痰多气急，质稠色黄，或微恶风寒，舌苔黄腻，脉滑数。

【药证】麻黄、白果、苏子、杏仁、半夏、款冬花、甘草、桑白皮、黄芩（风寒外束，痰热内蕴证）。

【解析】太阳表闭不开，邪不得外泄。内有痰热互结，迫于肺而喘。与麻杏石甘汤同法而药异而已。

此方是痰盛夹热，麻杏石甘汤以热盛为主。

桑杏汤《温病条辨》

【症状】身热不甚，口渴，咽干鼻燥，干咳无痰或痰少而黏，舌红，苔薄白而干，脉浮数而右脉大。

【药证】桑叶、杏仁、沙参、贝母、豆豉、栀子、梨皮（外感温燥证。虽似于风热表证，但因温燥为患，肺津已伤，治当外以清宣燥热，内以润肺止咳）。

【解析】里有热，用栀子。方中用桑叶、栀子说明是阳明里热上行伤肺津而致的燥咳，于清热中有润燥之意，临证验之，颇有效。

我用本方治"秋天燥咳"确有其效。汗毛孔闭合，里面余热出不来，往肺上走，伤人体的津液，能出现干咳、口干口渴。

本方症状中提到"脉浮数，也浮也大"，如果是单纯的燥热，比如赶在秋天这个季节，本身有可能就会出现脉浮，倒不一定完全是表证未解，有身热的症状，也是里热啊。当然，桑叶本身也可以退表热。

但是如果患者有咳嗽，还伴有咽喉干痒不适，单用此方效果不一定好，应该桑杏汤合半夏厚朴汤。

厚朴七物汤《金匮要略》

【症状】腹满，大便不通，发热，脉浮而数。

【药证】桂枝、生姜、甘草、大枣、大黄、枳实、厚朴（外感表证未罢，里实已成）。

【解析】既有太阳之表未解，又有阳明里热，实而又满，为太阳阳明合病。

在临床上，如果见到桂枝汤证，又有大便的实与满（腹实满），就可以用本方。

再延伸一步，"本太阳病，医反下之，因而腹满时痛者，属太阴也，桂枝加芍药汤主之。大实痛者，桂枝加大黄汤主之。"这是个误治，但是如果不是个误治，而是本身就是这样的证，能不能用啊？也能用！既有外证不解，又有腹痛，如果大便通畅，桂枝加芍药汤。如果外证不解，又有大便不畅者，可以再加大黄。这个就是延伸出去了。所以说学《伤寒论》要看前知后，看左知右。

大秦艽汤《素问病机气宜保命集》

【症状】口眼歪斜，舌强不能言语，手足不能运动，或恶寒发热，苔白或黄，脉浮数或弦细。

【药证】秦艽、羌活、独活、防风、细辛、白芷、生地、石膏、黄芩、熟地、当归、白芍、川芎、白术、茯苓、甘草［风邪初中经络证（多因正气不足，营血虚弱，脉络空虚，风邪乘虚入中，气血痹阻），以"祛风散邪"为主，配伍补血、活血、益气、清热之品，疏养结合，邪正兼顾，共奏祛风清热、养血通络之效；风湿热痹］。

【解析】本方在《方剂学》教材被归入"治风剂"之疏散外风。综合而言，实为虚实寒热错杂之象，津血不足于里，风寒犯之于外，兼有里热。

虽邪正兼顾，但以"祛风散邪"为主，从本方药物的角度，归为太阳阳明是可以的，但是，本方用药驳杂。

消风散《外科正宗》

【症状】风疹、湿疹。皮肤瘙痒，疹出色红，或遍身云片斑点，抓破后渗出津水，苔白或黄，脉浮数。

【药证】荆芥、防风、牛蒡子、蝉蜕、生石膏、知母、苍术、苦参、木通、当归、生地、火麻仁、甘草［外风，里湿热（血病）］。

【解析】这个方我们常用。太阳阳明合病，太阳之表肌肤不开，阳明里热夹水而不外行。热与水合，搏于肌肤，发为风湿疹。日久耗血伤津。

这个方子临床用之多效。既有里热夹湿气，又有表不解。里热时间长了必伤津血。此方既可解外，又可清里之湿热，乃表里共用之方。

二、太阳+阳明（里虚）

加减葳蕤汤《重订通俗伤寒论》

【症状】头痛身热，微恶风寒，无汗或有汗不多，咳嗽，心烦，口渴，咽干，舌红，脉数。

【药证】葱白、炙甘草、大枣、葳蕤、白薇、淡豆豉、薄荷、桔梗（素体阴虚，外感风热证）。

【解析】本方应该划归为太阳阳明（里虚）。根据此方所示症状，实乃太阳阳明合病兼有热实津伤之意。

本方所示症状，若按六经辨证，可用桂枝汤加石膏、桔梗，如果咳嗽重，合麻杏石甘汤。如果口苦咽干，合小柴胡汤。

第二节　太阳少阳合病

正柴胡饮《景岳全书》

【症状】微恶风寒，发热，无汗，头痛身痛，舌苔薄白，脉浮。

【药证】柴胡、防风、陈皮、芍药、甘草、生姜（外感风寒轻证）。

【解析】这个方剂是太阳少阳合病，不宜单纯归入太阳病。

这个方子是四逆散加味，就去掉一个枳实，把陈皮当枳实嘛，取其行气之功。此方如取其缓解胃脘的挛急腹痛，当有其义。

有时候，用四逆散，加入陈皮、防风，可以治疗胃病，我在临床也经常这么用。具体的使用指征是：第一，有情绪的症状；第二，出现脉弦；第三，出现胃满、实、痛（隐隐作痛），有时候加个陈皮。不想吃东西的时候，可以加个陈皮，用到30克。不一定有口苦，你们想，四逆散，4味药，3张方子，四逆散、枳实芍药散、芍药甘草汤。

枳实芍药散这两味药组成的方子，叫做去杖汤，就是气不行，导致的这个人迈不动腿。气不虚，但是气不行；还有，气不行导致的腹痛，就是枳实芍药散。

芍药甘草汤，是治疗脚挛急、腹挛痛的。

所以，看着四逆散这个方子的药物少，但你们仔细想想，行中有滋啊，芍药甘草汤养津液，芍药甘草汤本身能治疗胃痛，治疗肌肉疼痛，治疗包括足跟疼、脚面疼、眼部肌肉痉挛。诊所有个女孩，脚面疼，我就给开了3味药，芍药、甘草、鸡血藤。吃完两剂药就好了。所以，芍药甘草汤不管是病位在下还是病位在上，都可以。有个老太太眼部的肌肉跳动，芍药我用到50克。这也是肌肉挛急啊。

第三节　太阳太阴合病

一、太阳+太阴（里实）

麻黄加术汤《金匮要略》

【症状】痹病，身体烦疼，无汗等。

【药证】麻黄、桂枝、杏仁、炙甘草、白术（风寒夹湿痹证）。

【解析】这个是典型的太阳与太阴合病。为什么这么说呢？麻黄汤是无汗，头痛身痛骨节疼痛。《金匮要略》上的原文讲得很简单，说"湿家身疼烦，可与麻黄加术汤，发其汗为宜，慎不可以火攻之"。本条文上面还有一段话，意思是：湿家身疼痛，风寒外束里面夹有湿气，单纯地发汗是好不了的。表证外邪可以通过发汗的方式解决，而湿气如果在里不在表的话，这个湿气是发不出的。

由此展开，你可以联想到大青龙汤。大青龙汤可以发越水气，大青龙汤的水气在表不在里，而里面是实热，是个太阳和阳明合病。而麻黄加术汤则和大青龙汤是一阴一阳的反照。

大青龙汤也身疼痛，麻黄加术汤也身疼痛，但大青龙汤是热憋得出不来，麻黄加术汤是汗憋得出不透。

麻黄加术汤未必高热，意思是麻黄加术汤可以有热，可以有湿；麻黄加术汤也可以没有身高热，但一定身疼痛。麻黄加术汤里面用白术，说明里面是以水湿之气为主了。麻黄加术汤为太阳太阴合病，有两层意思：或许有热，或许无热啊。

大青龙汤是表证不解，里面是个实热，里热欲从外而出，从汗毛孔排出，但外面汗毛孔闭得紧紧的，里热出不来。此为两阳相合，热势愈盛，则发烦发躁身疼痛。而且热还会顺着咽喉往上来，导致嗓子剧痛。上周有个发高烧的病人，嗓子都快化脓了，我用大青龙汤加减，3天就好了。要是按照有的医家"大青龙汤发汗封喉"的说法，还能用大青龙汤吗？！有个患者因不便就诊，就自己吃我以前给他开的方子小柴胡加麻杏石甘、小柴胡加竹叶石膏汤，结果，越吃越不出汗，越吃越难受。我给患者用上大青龙汤加小柴胡汤，第二天高烧就退了，后来，我又给他开了小柴胡汤合竹叶石膏汤，很快就好利索了。如果按照温病的说法，嗓子疼都化脓了，用大青龙汤是不可思议的。但你要思考病机啊，大青龙汤证是里面有纯热往上来啊。热若上循咽喉，则还会有口苦咽干、往来寒热的柴胡证之机。

由麻黄加术汤还可以想到桂枝去桂加茯苓白术汤。桂枝去桂加茯苓白术汤是里面有水湿、小便不利，湿气比麻黄加术汤要重。桂枝去桂加茯苓白术汤是"心下满微痛，小便不利"，茯苓利尿比白术的力量强得多。桂枝去桂加茯苓白术汤是表证已解而外证不解。为什么外证不解？是因为水湿在里面，水气不去，恋其邪气。把水气从小便利走了，叫阴阳自和，没有邪气阻碍了病自然而然也就好了。

而麻黄加术汤是在桂枝去桂加茯苓白术汤的基础上表证不解，所以身疼痛，无汗，也可能身痛、腰痛、全身酸痛酸懒。麻黄加术汤其脉肯定是浮的，里有水湿，脉浮而或许有滑象。如果没有外感高热，麻黄加术汤未必脉浮紧。你看原文"湿家身疼烦，可与麻黄加术汤"。这个"可与"就可以有商量的口气，如果患者疼得厉害，也有可能出现了是大青龙汤证。你看《伤寒论》里面"伤寒，脉浮缓，身不疼，但重，乍有轻时，无少阴证者，大青龙汤发之"。

麻黄加术汤是太阳之表，正邪交争，汗无出路，而又里有水湿，恋其邪气，故身疼痛。于发汗剂内合利湿之药，速去其邪，伤寒理法已备。我治疗过很多这样患者，不发烧，就是全身酸沉，越到阴天越厉害，脉也不浮，不是特别浮，寸脉微微有点浮，关尺脉还有点沉，我就用的麻黄加术汤。患者说，你这个方子又便宜又好使，两剂药就好了。

麻杏薏甘汤《金匮要略》

【症状】一身尽疼，发热，日晡所剧者。

【药证】麻黄、杏仁、炙甘草、薏苡仁（风湿在表，湿郁化热证）。

【解析】本方为太阳病夹湿，解表祛湿，其证自愈。临证用之，确有效验。后观《温病条辨》之三仁汤法，当从此证化出。

麻杏薏甘汤出自《金匮要略》里面，汗出当风，久伤取冷，午后日晡潮热，身疼痛，这其中也包含有太阳病啊。麻黄汤纯粹是由外往里去，或因为风，或因为寒。而麻杏薏甘汤是外面有寒（因是寒），为什么不解？里面有湿气，光发汗不对。

《金匮要略》上有明言，如果有湿，包括桂枝去桂加茯苓白术汤，跟麻杏薏甘汤同出一理。桂枝去桂加茯苓白术汤，是服完麻黄汤，发汗以后，出现心下满微痛、小便不利这些症状，利其小便，小便一利，外证自己就解了。是在表里之间，夹着一层水气。把水利走后，阴阳自和，往里去的往里去，往外来的往外来，《伤寒论》叫营卫和，实际上就是阴阳自和。阴阳自和《伤寒论》上说必自愈。

麻杏薏甘汤，就是病在表，又夹着湿气，单纯开表发汗，湿气去不了，必须利小便。小便去，通利，把湿气从小便利走，然后把表开开。表开开，正气就行无所碍了，因为湿气去了。但是，如果有湿气，正气就顶不出来，就不能自然来复，就不能阴阳自和。这和桂枝去桂加茯苓白术汤同出一理。但是，桂枝去桂加茯苓白术汤是服了麻黄汤，但是还有不解，这种不解不是表，而是心下满微痛、小便不利。你们想想是不是这样。而麻杏薏甘汤不是这样，而是一得就这样。从这个方子可以看出，《伤寒论》中已经含有《温病条辨》的内容。《温病条辨》

所讲的内容大致一个热、一个湿嘛！

麻杏薏甘汤的湿，已经不是表湿了，而是表证夹有里湿。既有表之实，又有里之湿。也可能病人素有湿气，然后感受了风寒。这里面两层意思，第一，病人素有湿气，一感受外邪，表解不了；第二，暗含着感受暑湿之气、寒湿之气，感受的就是湿，沉、重、疼。为什么我说这个方子说明《伤寒论》中暗含了《温病条辨》的意思，因为这个方子的条文中，写着"病者一身尽疼，发热，日晡所剧者，名风湿。此病伤于汗出当风，或久伤取冷所致也，可与麻黄杏仁薏苡甘草汤。（21）"

教材对此方证但言风湿在表，其实，所谓湿大多在里，或为湿在里而略有湿在表，以湿在里为主，如湿在表者，可用越婢汤，或用越婢加术汤。

在痉湿暍病篇中的开篇就是"太阳病，发热无汗，反恶寒者……"，《金匮要略》是把《伤寒论》没有说到的提出来讲了。看《金匮要略》一定要跟《伤寒论》统起来看，才能看明白。《伤寒论》把理都讲清楚了，张仲景怕你读不明白，旁开一书，就是《金匮要略》，把所有的疾病以各病的形式告诉你，还是以六经辨证的方式来的。这是多么大的创举啊。仲景怕后人仅看《伤寒》看不明白，于是又写了《金匮》，全是杂病，包括妇科病，也是按照六经辨证的规律来治病。只要把《伤寒》《金匮》看明白了，后世的所有的方子都可以往里归，跑不出这个范围。好的方子我们用，而个别臆造的方子则要剔除。这要有高瞻远瞩的眼光，也要经过大量的临床实践。

华盖散《博济方》

【症状】咳嗽上气，呀呷有声，吐痰色白，胸膈痞满，鼻塞声重，恶寒发热，苔白润，脉浮紧。

【药证】麻黄、杏仁、炙甘草、紫苏子、桑白皮、茯苓、陈皮（素体痰多，肺感风寒证）。

【解析】"咳嗽上气，呀呷有声，吐痰色白，胸膈痞满，鼻塞声重，恶寒发热，苔白润，脉浮紧"，此为喘，这是太阳病表不解而里有痰湿，就得健胃祛痰。麻黄、杏仁开其表，茯苓、陈皮健其胃，苏子、桑皮化其痰。这个方子里陈皮、茯苓、苏子、桑皮都是化痰的药，这是根据麻黄汤化裁出来的一张方子。

联想到桂枝去桂加茯苓白术汤，为外证已解而湿气内停，"心下满微痛，小便不利"。华盖散是表证不解，而内有痰湿。这两张方子同出一理而药不同。一为祛水湿，一为化痰而已。

单论本方症状，"咳嗽上气，呀呷有声，吐痰色白，胸膈痞满，鼻塞声重，恶寒发热，苔白润，脉浮紧"，如果在临床上看到这样的病症，会想到华盖散这个方子吗？对于学习经方的人，看到"胸膈痞满"，就暗含了小柴胡汤胸胁苦满之机；因为"脉浮紧"，可以合用麻黄汤。华盖散方有茯苓、陈皮，而小柴胡汤的半夏、生姜照样可以化痰饮，恐怕比华盖散效果不见得差。华盖散也可以用经方小柴胡汤合麻黄汤来代替。

要是有热还可以加上石膏。如果有高热，则小柴胡汤、麻黄汤加石膏，又暗合了小柴胡汤合大青龙汤。

桂枝加厚朴杏子汤《伤寒论》

【症状】宿有喘病，又感风寒而见桂枝汤证者；或风寒表证误用下剂后，表证未解而微喘者。

【药证】桂枝、白芍、炙甘草、生姜、大枣、厚朴、杏仁。

【解析】太阳病，或太阳太阴合病。本方在《伤寒论》里面一共有两条：

第一条原文是："喘家作"，宿有喘疾，久喘之人必有内伤。为什么用桂枝加厚朴杏子汤而不用麻黄汤？麻黄汤竣发其汗，也治喘，麻黄汤证的喘为"实"。用桂枝汤就有深意，桂枝汤本身还能健胃，于发汗之中还有个滋阴和阳、滋补中焦的作用。患者素有喘疾，必然累及人体形成内伤。

第二条原文是："太阳病，下之微喘者，表未解故也，桂枝加厚朴杏子汤主之。"所云太阳病，不是伤寒就是中风，该用汗法而用下法，这是个误治。"下之微喘"，热随邪陷，表证没有解，而且还跑到里面了。你看厚朴、杏子这个药，厚朴的主要功效就是宽胸下气，杏仁这味药是上宣其肺、下通其窍。很多久咳不愈、胸胁苦满、胸中气塞的患者，用茯苓杏仁甘草汤合半夏厚朴汤就非常好使，此为水湿上冲证。

桂枝加厚朴杏子汤主要针对里面的"气滞而不行"，这个喘不是真正的"痰"喘，真正的痰盛夹热的喘，用厚朴、杏子是不行的。桂枝加厚朴杏子汤的喘，是个胸满气往上冲的喘。

若是"喘家作……"条文，则包括两个意思，一个就是素有其喘、素有其疾。第二个就是久伤，内有胃气（中气）被伤。所以这个病为素有喘疾，复感外邪，气上冲迫于肺而作喘。

若是"太阳病……"条文，即是得了外感一发作就是桂枝汤证，为什么呢？疾病是一个自然之理，由表到里啊，得了伤寒很轻，喝点生姜水什么的就会很快过去了，但是接下来出现了恶风、自汗、胸满、咳喘等，乃为新感。

还有一种情况为没有外感，就是喘，就是胸憋、胸满，脉可能是浮缓，也可能是浮细，也可能是浮弱。

本方并不是典型的"太阳病合并里痰"，如果是痰特别盛，用桂枝加厚朴杏子汤不好使。有痰，但真正有气上冲，也就是气往上来。严格意义来说，我觉得不是虚喘，而是气实而满，夹有痰饮往上来。

香苏散《太平惠民和剂局方》

【**症状**】恶寒身热，头痛无汗，胸脘痞闷，不思饮食，舌苔薄白，脉浮。

【**药证**】苏子、香附、陈皮、甘草（外感风寒，气郁不舒证）。

【**解析**】有位当代名家用此方来治脾胃病，有一定道理。当然，不是百分之百适应所有证型。

本方的症状有"恶寒身热，头痛无汗，脉浮，苔薄白"，这肯定是外感。症状中又有"不思饮食，胸脘痞闷"，教科书言苏叶既能解表又能理气。当然，我个人认为：苏叶发汗作用和麻黄、桂枝比起来相差较大。我个人习惯于用经方之药。

看此方药物组成，苏子、香附、陈皮、甘草，就是素有胃疾而复有外感，平常胃就满、就闷、就不舒服，里面有陈皮，不想吃东西，胃里有不舒服的现象，用这个方子有效。如果又有很轻的外感，当有良效。但是如果外感较重，脉浮紧，恶寒身热，头痛无汗等，若用这个方子来治疗，恐怕就难以速效。香苏散这个方子我认为恐非力强之解表剂。香附、陈皮，良附丸里有香附，治疗胃寒疼痛，香附是个温药。

按此方所示症状，六经辨证可用葛根汤合厚姜半甘参汤，或者针对不思饮食的，用葛根汤合半夏生姜汤。病机为有太阳表证，里面又有水饮之气。有痞满嘛。

香苏葱豉汤《重订通俗伤寒论》

【症状】恶寒发热，无汗，头身痛，胸脘痞闷，苔薄白，脉浮。

【药证】苏子、葱白、淡香豉、香附、陈皮、甘草（妊娠伤寒）。

【解析】这个方子和上面的香苏散同出一理而用药有异。只不过在上面的方子里加入葱白、淡香豉，葱白能通阳发汗，加强了发汗的力量而已。除此无其他的深意。

我认为，方中有香附、陈皮、甘草这些温性药，暗含温里之功。

根据本方症状，特别是其中的胸脘痞满，按六经辨证，可用葛根汤合小柴胡汤，比香苏葱豉汤原方发汗的力量要强。

加味香苏散《医学心悟》

【症状】头痛项强，鼻塞流涕，身体疼痛，发热恶寒或恶风，无汗，胸脘痞闷，苔薄白，脉浮。

【药证】苏叶、荆芥、秦艽、防风、蔓荆子、川芎、香附、陈皮、甘草（外感风寒，兼有气滞证）。

【解析】头痛项强，鼻塞流涕，身体疼痛，发热恶寒或恶风，无汗，脉浮，苔薄白，此为太阳病；胸脘痞闷，不思饮食，为里面有湿气有饮。

若以经方视角来看，小柴胡汤证也是胸胁苦满、默默不欲饮食。若按本方所示症状，亦可放入太阳少阳合病。可用葛根汤合小柴胡汤，或麻黄汤合小柴胡汤。

表证不解就是太阳病不解的症状。方中有荆芥、防风等即寓太阳病之意。"不思饮食，胸脘痞闷"就是"胸胁苦满，默默不欲饮食"之象。当然，胃脘不舒也可能属太阴。

小青龙汤《伤寒论》

【症状】恶寒发热，头身疼痛，无汗，喘咳，痰涎清稀而量多，胸痞，或干呕，或痰饮喘咳，不得平卧，或身体疼重，头面四肢浮肿，舌苔白滑，脉浮。

【药证】麻黄、桂枝、白芍、甘草、干姜、细辛、五味子、半夏（外寒里饮证）。

【解析】表证不解，内有寒饮，寒饮上迫于肺，故喘。麻黄、桂枝者，外散其寒，干姜、细辛、半夏者，内祛其饮，两邪并解，病安不愈乎！

大青龙汤是里热，麻黄加术是里湿，小青龙汤就是里饮了。饮就是痰湿之气，比水要重，比痰要轻。"水走肠间，沥沥有声。"饮为清稀，伴有寒饮证。这个寒饮证《金匮》里面说得好：寒饮证就必须用温药和之。干姜、细辛、五味子、甘草、半夏。这就是"太阴之里"，在里位上有寒。有热加用石膏，有寒加用干姜、细辛、半夏。

桂枝去桂加茯苓白术汤，是里水，水湿之气。没有出现特别明显的寒饮。而小青龙汤则是真正的寒饮痰饮，寒饮痰饮在里又感受了外邪。外邪表不开，寒饮没有去路，于是出现后世所谓的"水寒射肺"，小青龙汤里面用桂枝就是针对"上行之机"。寒饮迫肺就出现喘。

那么小青龙汤出现了寒饮，还能不能出现热？当然可以。在《金匮要略》里面说得很清楚了，就是小青龙汤加石膏证。"肺胀，咳而上气，烦躁而喘，脉浮者，心下有水，小青龙加石膏汤主之。"提出心下有水，阳明内热又有饮，饮热同时存在，这就是两阳并一阴啊（太阳阳明太阴）。

射干麻黄汤《金匮要略》

【症状】咳而上气，喉中有水鸡声者。

【药证】麻黄、生姜、大枣、射干、紫苑、款冬花、细辛、五味子、半夏（痰饮郁结，气逆喘咳证）。

【解析】这个方子与小青龙汤有异曲同工之意。但是射干麻黄汤治喘用射干，《神农本草经》说射干这个药既能治疗咽伤，又能治疗咳喘。所谓咽伤，喉中水鸡声就暗含此意。小青龙汤就没有咽伤（喉中水鸡声）而只有喘，射干麻黄汤则有咽伤（喉中水鸡声）。

射干麻黄汤内有寒饮，也用细辛、半夏、五味子。比小青龙汤喘得重，出现水鸡声。小青龙汤没有此声音。

小青龙汤是有白稀痰，喘得厉害。那么，小青龙汤可不可以没有白稀痰或泡沫痰呢？可以没有啊。没有白稀痰而有大便拉稀也可以用小青龙汤啊，里面有干姜嘛。这是太阴之寒啊，有大便稀还有喘证，也可以用小青龙汤。

那么，射干麻黄汤一定是喉中水鸡声。当然，射干麻黄汤也可以合方，又有柴胡证，就可以合柴胡剂；有石膏证，合石膏，患者如果喉中水鸡声又口干口渴，就用射干麻黄汤加生石膏。射干麻黄汤就是表之实夹里之寒饮，上迫于肺，冲于咽喉，出现如同水鸡声的哮鸣音。理同小青龙汤，而用药异也。

有人因为打呼噜近似喉中有水鸡声，就用射干麻黄汤。但不能说只要打呼噜就用射干麻黄汤，我还用葛根汤治疗过打呼噜呢，为什么呢？因为患者有鼻炎、流涕，有太阳病的证啊。

问：小青龙汤、射干麻黄汤能不能单纯归于太阴（也就是表证不明显或没有表证而只有里证）？当然，尽管多数情况下是太阳太阴合病。

答：当然不行，没有咳喘你能用小青龙汤吗？小青龙汤在没有咳、喘的情况下你怎么辨出它有麻黄证？要是有表有寒饮，就一定包含有太阳病的症状，脉不一定浮。我不建议你们把它单单归于太阴病。

问：有一种说法，说小青龙汤只是一种发汗驱邪、给邪出路的方法，小青龙汤证通常并没有明显的恶寒。

答：小青龙汤如果没有喘、没有咳，你凭什么说含有太阳病？咳喘就是表证啊。小青龙汤脉不一定浮。但小青龙汤也不能完全归为太阴病。那么，小青龙汤可以没有"脉浮、恶寒、发热、身疼痛"的症状，但是，小青龙汤证必须外开其表啊，只不过表证不明显而已。小青龙汤本身治疗就有开表之意，所以，必须不能漏掉太阳表证。小青龙汤的治法就是外散其寒、内祛其饮。放到太阳太阴合病为佳。

后世有一个方子叫阳和汤，但阳和汤用麻黄就不是开表之意了，而是通阳之意了，阳和汤治阴疽，取的是麻黄通阳之意。阳和汤里面用的大多是黏性重浊的药物，有静就要有动啊，加上麻黄的意义有二：一个是领着药物往表走，另一个就是取的通阳之意，还有破癥瘕积聚之功。阳和汤治疗阴疽，用麻黄主要用其"通阳"和"破癥瘕积聚"之功。阳和汤属于太阴里虚。

问：麻黄附子细辛汤，除了表阴病，有没有可能没有表证而纯为里阴证呢？

答：鼻塞流涕也算表证啊。即便不发烧，无身疼痛，也算表证啊。我治疗顽固性的鼻炎，用麻黄附子细辛汤。太阴之里，里面是真正的虚寒，无力驱邪外出，表证就在那里待着，解不了。必须把里面振奋起来以后，表里同时抗邪，病邪才能从里经表而解。麻黄附子细辛汤应该说必有表证。

麻黄有通阳之功，所以，心率过缓，用麻黄附子细辛汤，此为太阴病无表证。——煎煮麻黄的时候，为什么去上沫？不去上沫，则心慌心跳。所以，治疗心动过缓，就是运用麻黄的这种功能啊，就不要去上沫了。尤其是麻黄与附子合用，能够振奋脏器的沉衰，心脏的功能起来了，跳动自然就由过缓变为正常。所以，心动过缓，不能光用麻黄、光用附子，得麻黄附子配合起来用。

问：我们看老师您用麻黄的时候，不写生麻黄、炙麻黄。

答：就用生麻黄。如果处方上写麻黄，就是生麻黄。我没用过炙麻黄。

止嗽散《医学心悟》

【症状】咳嗽咽痒，咯痰不爽，或微有恶风发热，舌苔薄白，脉浮缓。

【药证】荆芥、紫苑、百部、白前、陈皮、桔梗、甘草（风邪犯肺，痰气互结）。

【解析】此方所示症状，若以六经辨证，可用桂枝汤合半夏厚朴汤。

金沸草散《博济方》

【症状】恶寒发热，咳嗽痰多，鼻塞流涕，舌苔白腻，脉浮。

【药证】麻黄、荆芥、甘草、生姜、大枣、旋覆花、前胡、半夏、赤芍（伤风咳嗽，痰气互结）。

【解析】本方较止嗽散解表之功更强。

单从症状来看，按六经辨证，可视为麻黄汤证。麻黄汤证厉害的时候，也咳嗽有痰。

如果有热加石膏。如果痰多，痰白、痰黄，或者痰黄白相间，用麻黄汤加石膏，合用麻杏石甘汤。或不用再加化痰药，麻杏石甘汤就够了。

香薷散《太平惠民和剂局方》

【症状】阴暑。恶寒发热，头重身痛，无汗，腹痛吐泻，胸脘痞闷，舌苔白腻，脉浮。

【药证】香薷、白扁豆、厚朴［外感风寒，内伤湿滞。阴暑（夏月乘凉饮冷，感受寒湿所致）］。

【解析】此方所示症状，里边是湿气，又有表证不解！这个表证主要是由于内湿不解，所以恶寒发热，头重身痛。里边湿气不去，无力驱邪外出而表证不解。温病学言此方乃夏日之麻黄，针对的是真正的暑湿之气。

治疗此症状的方子《伤寒论》里也有，就是五苓散，如果有腹痛吐泻的现象，五苓散合小半夏汤，利水表自解。

不换金正气散《易简方》

【症状】呕吐腹胀，恶寒发热，或霍乱吐泻，或不服水土，舌苔白腻。

【药证】藿香、厚朴、苍术、陈皮、半夏、甘草（湿浊内停，兼有表寒证）。

【解析】此证为湿浊在里，浸于肠则下利，聚于中往上来则吐，可兼表证。治疗上不外乎利小便实大便。里实则表自和。

本方所示症状，若用六经辨证，则为五苓散合平胃散。里有水湿之气，理同桂枝去桂加茯苓白术汤。

藿香正气散《太平惠民和剂局方》

【症状】恶寒发热，头痛，胸膈满闷，脘腹疼痛，恶心呕吐，肠鸣泄泻，舌苔白腻，以及山岚瘴疟。

【药证】藿香、紫苏、白芷、白术、茯苓、半夏曲、桔梗、甘草、陈皮、大腹皮、厚朴（外感风寒，内伤湿滞证）。

【解析】里有水湿，上吐下泻，水湿不解，表证不除，则疾病不愈。

如果有大便时干时溏，则正合小柴胡汤进退之机，若依六经辨证，可用小柴胡合五苓散、厚姜半甘参汤，效果比藿香正气应该不差。

需要注意的是：真正的夏天肚子痛、上吐下泻，不一定都是藿香正气散证，半夏泻心汤证在临床更为多见。

藿香正气散后世治夏天的上吐下泻有一定的效果，除去藿香、苏叶，其余均是利水药。此方所用利水之法，理从《伤寒》中套出。

六和汤《太平惠民和剂局方》

【症状】霍乱吐泻，倦怠嗜卧，胸膈痞满，舌苔白滑。

【药证】藿香、香薷、甘草、生姜、大枣、砂仁、半夏、杏仁、人参、茯苓、白扁豆、木瓜、厚朴（湿伤脾胃，暑湿外袭证）。

【解析】此方与上方有类似之处，实为太阴水湿，吐利并作，表证不解。

若按六经辨证，伤寒阳明篇"阳明病，发潮热，大便溏，小便自可，胸胁满不去者，与小柴胡汤（229）"。风寒表实与吐泻、舌苔白滑，实为太阳表证、太阴水湿与少阳小柴胡汤合病。

此症状依《伤寒》理，可用小柴胡汤合五苓散，其中"倦怠嗜卧"亦可理解为少阳病；若非倦怠嗜卧而有表证未解，恶寒身痛而有下利，可用葛根汤。

藿朴夏苓汤《感证辑要》引《医原》

【症状】身热恶寒，肢体倦怠，胸闷口腻，舌苔薄白，脉濡缓。

【药证】藿香、淡豆豉、半夏、赤茯苓、杏仁、生薏米、白豆蔻、通草、猪苓、泽泻、厚朴（湿温初起，表证较明显）。

【解析】此证为太阳病夹水，其表不解。没有下利的现象，身热恶寒肯定是太阳病，为表不解；肢体倦怠、胸闷口腻，为有水之象。此方实际为三仁汤之加减方剂，加上藿香、淡豆豉。

本方所示症状，若用六经辨证，可用麻杏苡甘汤合三仁汤。

防己黄芪汤《金匮要略》

【症状】汗出恶风，身重微肿，或肢节疼痛，小便不利，舌淡苔白，脉浮。

【药证】防己、黄芪、白术、甘草（表虚不固之风水或风湿证）。

【解析】太阳表虚夹水之证，所谓里蓄积水，外溢其表。表实里和，其病可愈。临床验之，属实。

防己黄芪汤，我用它治过肾病，效果非常好。黄芪主"大风、瘰疬、溢气"，溢什么气？溢表之气。表之气从哪里来的？从胃里来的。

黄芪是实表之药。表怎么实呢？用上黄芪表就关了？不是的，先实里之气，里之气实了，表才能实。黄芪不是个补药，而是个实表之药。黄芪，第一，能帮着把皮肤关紧；第二，能够让里气实，这个里气，就是胃气。从中医外科的角度来说，托里透脓法，就用黄芪，怎么托？黄芪有托里之功，里托起来，表自然而然就实。——表气一实，里气自然而然也聚。两方面是相互作用的啊。就是健胃气，黄芪建中汤就是健胃气啊。是因为里气不足而导致表气虚的就是黄芪建中汤证，恶寒、怕冷、面色萎黄、胃脘隐痛、纳谷不香等。

防己黄芪汤证，第一，表虚；第二，里水。就是说，里面有水气，导致汗出、恶风、身痛、腿肿，或肢节疼痛，小便不利，舌淡苔白，这可不是专门对着肾病说，或许是肝炎，或许是胃炎，不管是什么病，只要出现表虚里水的防己黄芪汤证，就用防己黄芪汤。有的人肾没有毛病，就是浑身上下都肿，而且还全身怕冷，也可用防己黄芪汤。也是属于太阳病的一种。脉浮而缓，绝对不是脉浮紧。而且如果水湿重、恶寒轻，还有可能脉沉。

引申而言，《伤寒论》上的方子为什么只有太阳病和少阴病出脉法？太阳之为病，脉浮，头项强痛而恶寒；少阴之为病，脉微细，但欲寐也。这是两个特定的东西，在其他提纲证中，没有提到专门的脉象，包括很多方子里面都没有提到专门的脉象，比如葛根芩连汤、大黄黄连泻心汤等，基本上不提脉证，没有提脉法，为什么？就是怕后人学死了。根据证来，什么证，脉证相对了，就用什么样的方子。这里面有很深的寓意，非常深的寓意，你们一定要琢磨。病无常势，脉无常法。记住这句话，这是我临床几十年总结出的一句话。病无常势，说是今天是太阳病，明天还是太阳病，有可能，但是，明天也有可能是少阳病，有可能是阳明病，都有可能啊。这就叫病无常势。脉无常法，昨天脉浮，今天还脉浮？不一定，有可能接连十天都脉浮，为什么？表证不解。有可能上午脉浮，下午脉就变了。

蠲痹汤《杨氏家藏方》

【症状】肩项臂痛，举动艰难，手足麻木。

【药证】羌活、防风、白芍、黄芪、姜黄、甘草［风寒湿邪痹阻经络之证

（益气和营，祛风胜湿）〕。

【解析】本方在《方剂学》教材中，被归入"祛湿剂"之"祛风胜湿"的附方。

此方所示症状"肩项臂痛，举动艰难，手足麻木"，若再有"汗出恶风"，就是《伤寒》里的桂枝加葛根汤证。如果舌红少苔，脉沉而迟，就是瓜蒌桂枝汤证。如恶风厉害，可在桂枝加葛根汤基础上加上黄芪。

独活寄生汤《备急千金要方》

【症状】腰膝疼痛、痿软，肢节屈伸不利，或麻木不仁，畏寒喜温，心悸气短，舌淡苔白，脉细弱。

【药证】独活、细辛、秦艽、防风、桑寄生、杜仲、牛膝、人参、茯苓、肉桂、当归、白芍、生地、川芎、甘草（风寒湿痹证日久，肝肾两虚，气血不足证。其证属正虚邪实，以祛风寒湿邪为主，辅以补肝肾、益气血之品）。

【解析】既有表证，又有里不足、里寒湿之象。临床用此方，对于单纯的下焦腰腿痛（或是膝关节，或是腰部）有效，本方所示症状，有表证啊。

本方所示症状，若以六经辨证，《伤寒》早有明言："风湿相搏，身体疼烦，不可自转侧，一身尽重，桂枝附子汤主之。"肢节屈伸不利，乃有表证。桂枝附子汤，不一定是表证（或可兼表证），而是放到太阳病篇，让你把它和太阳病作个鉴别。

三痹汤《校注妇人良方》

【症状】手足拘挛，或肢节屈伸不利，或麻木不仁，舌淡苔白，脉细或脉涩。

【药证】防风、细辛、秦艽、独活、川断、杜仲、牛膝、肉桂、黄芪、人参、茯苓、当归、白芍、生地、川芎、甘草、生姜、大枣〔风寒湿痹证，日久耗伤气血证（益气活血，祛风除湿）〕。

【解析】本方乃独活寄生汤加减而来,减寄生加黄芪、续断。

此证所示症状太简,按本方所示症状,既有表证,又内有寒湿不解,久而致虚。按六经辨证来看,就是《金匮》里的中风历节篇,"诸肢节疼痛,身体魁羸,脚肿如脱,头眩短气,温温欲吐,桂枝芍药知母汤主之。"

冷哮丸《张氏医通》

【症状】背受寒邪,遇冷即发,喘嗽痰多,胸膈痞满,倚息不得卧。

【药证】麻黄、细辛、蜀椒、川乌、皂角、胆南星、白矾、半夏、紫菀、冬花、杏仁(寒痰哮喘,内外俱寒之实证,虚人慎用)。

【解析】寒饮在内,复感外邪,激动里饮,发为冷哮。

此方所示症状没提脉法、舌苔,证眼简单。单以症状而言,若用六经辨证,则为射干麻黄汤证或小青龙汤证。

二、太阳+太阴(里虚)

败毒散《太平惠民和剂局方》

【症状】憎寒壮热,头项强痛,肢体酸痛,无汗,鼻塞声重,咳嗽有痰,胸膈痞满,舌淡苔白,脉浮而按之无力。

【药证】羌活、独活、川芎、柴胡、前胡、桔梗、枳壳、茯苓、甘草、人参、生姜、薄荷(气虚,外感风寒湿表证)。

【解析】本方里有气虚之太阴病,表有外感风寒湿表证。

大家可以发散一下思维,所列症状中,如果不曰"脉按之无力",有可能用什么方?

头疼项强,憎寒壮热,说明恶寒相当厉害了,肢体酸痛,无汗,若用六经辨证,这明明就是大青龙汤证。仅根据所示症状,应含有太阳表实。憎寒壮热,加上胸膈痞满，六经辨证是三阳合病，可用柴胡剂合大青龙汤。

仓廪散《太平惠民和剂局方》

【**症状**】噤口痢。下痢，呕逆不食，食入则吐，恶寒发热，无汗，肢体酸痛，苔白腻，脉浮濡。

【**药证**】羌活、独活、川芎、柴胡、生姜、薄荷、前胡、桔梗、枳壳、陈仓米、茯苓、人参、甘草（脾胃素弱而外感风寒湿邪）。

【**解析**】本方为败毒散加陈仓米，增强健脾和胃之效。

《伤寒论》91条："伤寒，医下之，续得下利清谷不止，身疼痛者，急当救里；后身疼痛，清便自调者，急当救表。救里宜四逆汤，救表宜桂枝汤。"仓廪散所示症状表明此为里虚表不解，下利，则是里虚，恶寒发热则是表不解。

本方所示症状，若用六经辨证，则可用桂枝人参汤。

此证为太阴病里虚兼太阳病表不解，主要是因为里虚无力驱邪外出。《伤寒论》的桂枝人参汤就是这个证。"太阳病，外证未除，而数下之，遂协热而利，利下不止，心下痞硬，表里不解者，桂枝人参汤主之（163）。"这就是表里不解，91条都说得清清楚楚，91条救里用四逆汤，只要里虚的下利止了，表证身疼痛也就解了，呈阴阳自合之理。163条所述症状还没达到91条所述程度，是太阳病外证未除而数下之，潜台词是说，太阳病外证就是桂枝汤证，若用了麻黄汤而外证未解，那么，应该再用桂枝汤病就能好。结果，这个医生反而不用桂枝汤，而是用下法，那么邪陷于里，热随大肠而下利。——此时，若里不虚，则为"太阳阳明合病自下利"，可用葛根汤治疗下利表不解；若是已经里虚，就不能用葛根汤了，得用桂枝加人参汤。

有人说看病得背数百上千首方子，我看不明医理背十万首也没用。山东中医药大学有位老先生说过类似的话，大意是：难道要背尽天下之方来医天下之病吗？后来他发现不是这样的。当然，必要的记忆力和背功也是必要的。

参苏饮《太平惠民和剂局方》

【症状】恶寒发热，无汗，头痛，鼻塞，咳嗽痰白，胸脘胀满，倦怠无力，气短懒言，苔白脉弱。

【药证】苏叶、葛根、生姜、人参、茯苓、炙甘草、大枣、半夏、前胡、桔梗、木香、枳壳、陈皮（气虚外感风寒，内有痰湿证）。

【解析】和败毒散相比，本方气虚程度较败毒散为重，还兼有痰湿、气滞。

我们单看所示症状：恶寒发热，无汗，头痛，鼻塞，是表不解；倦怠无力，气短懒言，胸脘胀满，有内传少阳之机。《伤寒论》37条："太阳病，十日以去，脉浮细而嗜卧者，外已解也。设胸满胁痛者，与小柴胡汤；脉但浮者，与麻黄汤。"参苏饮所示症状，若以六经辨证分析：恶寒发热、头痛鼻塞，可以用葛根汤；乏力没劲，感冒好不了，合上小柴胡汤。用小柴胡汤合葛根汤，亦可与本方所示症状丝丝入扣。

葱白七味饮《外台秘要》

【症状】病后阴血亏虚，调摄不慎，感受外邪，或失血（吐血、便血、咳血、衄血）之后，感冒风寒致头痛身热、微寒无汗。

【药证】葱白、生姜、葛根、淡豆豉、生地、麦冬（血虚外感风寒证）。

【解析】言之血虚，不外乎素有津液虚之证，以《伤寒》心旨，此方所示症状，亦可用桂枝新加汤。素有津血不足，又加上有外感，这时候用桂枝汤，既能够和其胃、滋其液，又能解其表，扶其正气，再加上人参、白芍更为恰当。

桂枝人参汤《伤寒论》

【症状】恶寒发热，头身疼痛，腹痛，下利便溏，口不渴，舌淡，苔白滑，脉浮虚。

【药证】桂枝、甘草、白术、人参、干姜（脾胃虚寒，复感风寒表证，表里同治）。

【解析】《伤寒论》早已明言，此为误下救里解表之剂，虚其里而表不解，乃此方之病机。但是从临床看还有一层意思：患者素有里虚，而复有外感，就是平常就有拉肚子现象，有轻微的表证不解，也可以用此方。

这个方子和桂枝汤治下利只是程度不同而已，太阴病下利的桂枝汤，是对着太阳阳明合病下利的葛根汤去的。"太阴病，脉浮者，可发汗，宜桂枝汤。"而葛根汤是太阳阳明合病，热直接跑到大肠里去了；而太阴病桂枝汤的下利，是寒在大肠里，也下利，是因为误用下法而造成的。

谈到治疗下利，我多说几句，治疗下利可以通过利小便，把水气利去，在没有表证的情况下，下利也止。那么，举一反三，通过发汗法，也能够把水气排走啊。桂枝汤是下利表不解，是让里边的邪气由表而解、由汗而出，汗出去了，大肠的水分也没有了，所以利也止。本身桂枝汤还有实里之功，养胃嘛！桂枝汤治拉肚子、流鼻涕、发烧，我用过啊，好使得很！一剂药发烧好了，大便也止了。所以桂枝人参汤、桂枝汤、葛根汤治下利要分明白，这里边辨证细得很，不一样。

第八章　里证（含半表半里）合病

第一节　阳明少阳合病

一、阳明"里实"+少阳

清瘟败毒饮《疫疹一得》

【症状】大热渴饮，头痛如劈，干呕狂躁，谵语神昏，或发斑，或吐血，衄血，四肢或抽搐，或厥逆，脉沉数或沉细而数，或浮大而数，舌绛唇焦。

【药证】犀角、石膏、知母、黄连、栀子、黄芩、桔梗、连翘、竹叶、生地、玄参、甘草、赤芍、丹皮（温疫热毒，气血两燔证）。

【解析】清瘟败毒饮所示症状，乃为少阳阳明合病，热毒上攻，结于面耳。不能单以阳明里热而论。

生地、玄参，乃为清热解毒，有人认为是"津液虚"，我觉得不妥。热太盛了，就是津不枯也能导致狂躁，也能导致谵语，也能导致四肢抽搐。所以说，生地、玄参在这里本身就是解热用，不是针对津亏。

热的时间长了，不但伤气，还能伤血。丹皮这个药，配清热药能清热，配凉血药能凉血，配止血药能止血，配化瘀药能化瘀。所以这个方子里面，丹皮起解"血分之热"的作用，包括赤芍，起"凉血解毒"的功能。不是针对血瘀，言此方有"血瘀、津液虚"，我认为是多此一举。

普济消毒饮《东垣试效方》

【症状】大头瘟。恶寒发热，头面红肿焮痛，目不能开，咽喉不利，舌燥口渴，舌红苔白兼黄，脉浮数有力。

【药证】柴胡、黄芩、薄荷、黄连、黄芩、牛蒡子、连翘、板蓝根、僵蚕、陈皮、升麻（风热疫毒之邪，壅于上焦，发于头面）。

【解析】少阳阳明之热结于头面，发为本证。普济消毒饮是个好方子，对于痄腮、大头瘟尤为有用。此方实出少阳病柴胡证，临床上如果这个方子无效，你可以用小柴胡加生石膏、加夏枯草、加连翘。如果有大便干燥还可以加上大黄，当能速起沉疴。

龙胆泻肝汤《医方集解》

【症状】头痛目赤，胁痛，口苦，耳聋，耳肿，舌红苔黄，脉弦数有力；阴肿，阴痒，筋痿，阴汗，小便淋浊，或妇女带下黄臭等，舌红苔黄腻，脉弦数有力。

【药证】柴胡、黄芩、龙胆草、栀子、泽泻、木通、车前子、当归、生地、生甘草（肝胆实火上炎证；肝经湿热下注证）。

【解析】少阳阳明合病夹水，充斥上下。本方既可清上也可治下，正应小柴胡汤可上可下之机。夹水者利水便是，大便干燥者清下便是，阳明热实者清热便是。所以说此方甚好。

带状疱疹，即缠腰火丹（缠腰龙）用这个方子十分有效。这种病十有六七都是龙胆泻肝汤证。可在此方基础上根据情况加生石膏、大青叶、赤芍、侧柏叶。

泻青丸《小儿药证直诀》

【症状】目赤肿痛，烦躁易怒，不能安卧，尿赤便秘，脉洪实；以及小儿急惊，热盛抽搐等。

【药证】大黄、龙胆草、栀子、川芎、当归、羌活、防风（肝经火郁证）。

【解析】这个方子如果放在阳明病是不合适的，你们想想啊，目赤肿痛、烦躁易怒啊，这哪是阳明病，这是少阳实证啊，此方为少阳阳明合病之热上攻头脑而致头晕目眩，与大柴胡汤类似，此类症状临床上亦可与大柴胡汤。这个方子应该放在少阳阳明合病。

问：方中有羌活、防风解表药物，是否说明本方有表证？

答：方中的羌活、防风主要是针对症状中的目赤肿痛，不是针对表证。对于药物的多面性一定要注意。防风治疗"大风、头眩痛"，不一定就是针对表证。一定要多看《神农本草经》。

龙胆草有柴胡的功用，直泄少阳之热，但它的疏泄之功我个人认为没有柴胡好用。

当归龙荟丸（又名龙脑丸）《黄帝素问宣明论方》

【症状】头晕目眩，神志不宁，谵语发狂，或大便秘结，小便赤涩。

【药证】当归、龙胆草、栀子、黄连、黄柏、黄芩、芦荟、青黛、大黄、木香、麝香、生姜（肝胆实火证）。

【解析】可以看出，本方是从大柴胡汤变化出来的，大柴胡汤是"正在心下，呕不止，心下急"，这个方不是这样，主要是"头晕目眩，神志不宁，谵语发狂，大便秘结，小便赤涩"。热在里面出不来，往上头晕目眩，往下大便干燥、小便红赤。阳明实热夹水内结之证，上迫头脑，下迫大肠。

这个方子我用过，有效，尤其对实性热性的精神症状的患者，效果更好。

本方有当归、青黛、栀子等，能看出龙胆泻肝汤和当归龙荟丸是一个系列，龙肝泻肝汤主要以热、湿为主，当归龙荟丸主要以热为主，湿气不是太重，为什么？因为里面有大黄。

泻白散《小儿药证直诀》

【**症状**】气喘咳嗽，皮肤蒸热，日晡尤甚，舌红苔黄，脉细数。

【**药证**】地骨皮、桑白皮、甘草［肺热咳喘证（肺有伏火郁热）］。

【**解析**】以药测证，主要看桑白皮、地骨皮也能治热也能祛湿。

以少阳阳明的病机分析，此为半表半里之热合于阳明之热，结于胸胁而发为喘证，放入阳明热实，似乎不妥，应归入少阳阳明病。

皮肤蒸热是从里而来，日晡尤甚是阳明病；气喘咳嗽是半表半里。这种症状，特别是这种喘证，若用经方则可用小柴胡汤合桂枝茯苓丸、生石膏治疗，这是同出一理啊。本方亦有小柴胡汤合麻杏石甘汤之意。

清络饮《温病条辨》

【**症状**】身热口渴不甚，头目不清，昏眩微胀，舌淡红，苔薄白。

【**药证**】鲜荷叶、鲜银花、丝瓜皮、西瓜翠衣（暑伤肺经气分轻证）。

【**解析**】此为阳明病里热夹湿证，单以实热论之，恐非！少阳阳明合病夹水湿之气。

身热口渴不甚，头目不清，昏眩微胀，此为少阳阳明合病夹有湿气，若用经方，可用小柴胡汤加生石膏合本方。

有人问"头目不清，昏眩"就是少阳病吗？我认为是的。"少阳之为病，口苦咽干目眩"嘛！本方里面有热，有湿气。那么，其中哪种药物治疗少阳的呢？荷叶啊。荷叶轻清，本身能疏泄、疏导里面"郁滞之气"。

西瓜翠衣，其性寒凉，治疗阳明病。竹叶、扁豆花、金银花为寒凉之品，清热兼有利湿之气。

越鞠丸（芎术丸）《丹溪心法》

【症状】胸膈痞闷，脘腹胀痛，嗳腐吞酸，恶心呕吐，饮食不消。

【药证】栀子、香附、川芎、苍术、神曲（气、血、湿、痰、食、火六郁之证，以气郁为主）。

【解析】这个方子以"食滞气郁"为眼目。里边是因食废噎，因食为病，夹有气不行的症状，所以出现吞酸呕吐恶心，消化不行。这个病有气郁的现象，单纯放在阳明病也不对，应该归入少阳阳明合病。

看症状，胸膈满闷就相当"胸胁苦满"，吞酸呕吐恶心就相当于"默默不欲饮食"，用栀子清阳明之热，这是食滞导致阳明之热和少阳之气并存。

小柴胡汤合越鞠丸，或者小柴胡汤合平胃散，效果会更好。

柴胡陷胸汤《重订通俗伤寒论》

【症状】寒热往来，胸胁痞满，按之疼痛，口苦且黏，目眩；咳嗽痰稠，呕恶不食，苔黄腻，脉弦滑数。

【药证】柴胡、黄芩、瓜蒌仁、黄连、桔梗、枳实、生姜、半夏（邪陷少阳，痰热结胸证）。

【解析】此方为小柴胡汤合小陷胸汤之加减。

少阳之证夹阳明痰热。既有阳明痰热，也有少阳之热（胸胁苦满，有往来寒热）。痰热盛的时候，已经口苦且黏，注意，就不能再用人参、甘草、大枣之类的热性药物。

木香槟榔丸《儒门事亲》

【症状】脘腹痞满胀痛，赤白痢疾，里急后重，或大便秘结，舌苔黄腻，脉沉实者。

【药证】黄连、黄柏、大黄、牵牛、木香、槟榔、青皮、陈皮、枳壳、香附（积滞内停，湿蕴生热证）。

【解析】阳明水热兼食积，食积不行，或有热势趋下的证候，热势趋下就热瘀肉腐，形成痢疾。于解热药中有消食导滞行气之意，有人言其有"气滞"，我认为值得推敲。

细观此证，用大柴胡汤亦无不可。木香槟榔丸这个方子归于少阳阳明合病更为确切，因为陈皮、枳壳和槟榔暗合四逆散的意思。

大柴胡汤在太阳篇、阳明篇里都有。太阳病发热下利也可以用大柴胡汤。165条：伤寒发热，汗出不解，心中痞硬，呕吐而下利者，大柴胡汤主之。在阳明病中出现一条（229）：阳明病，发潮热，大便溏，小便自可，胸胁满不去者，与小柴胡汤。这两条是一反一正。

血府逐瘀汤《医林改错》

【症状】胸痛，头痛，日久不愈，痛如针刺而有定处，或呃逆日久不止，或饮水即呛，干呕，或内热瞀闷，或心悸怔忡，失眠多梦，急躁易怒，入暮潮热，唇暗或两目暗黑，舌质暗红，或舌有瘀斑、瘀点，脉涩或弦紧。

【药证】桃仁、红花、当归、生地、川芎、赤芍、牛膝、桔梗、柴胡、枳壳、甘草［瘀阻气滞，胸中血瘀证（宣通胸胁气滞，引血下行之力较好）］。

【解析】血府逐瘀汤这个方子单纯归到阳明病不对。此证为少阳证夹瘀血。瘀血也是实，所以说也可以定为少阳阳明合病。

如果有大便燥结，可以定义为阳明病夹瘀血。而这个方证不是。胸痛、头痛、干呕、潮热、急躁易怒等等这些情况，都是少阳证。瘀血同理有寒热之分，岂不见沸水遇血而结、天寒血瘀而聚，即是此理。在血管中结成实则为血瘀，在肠子里结成实则为燥屎（便），也可以作阳明病的旁证而观，方中生地本身就有解热祛瘀之功，所以说这个方子归入少阳阳明合病更为有道理。

复元活血汤《医学发明》

【症状】跌打损伤，瘀血阻滞证。胁肋瘀肿，痛不可忍。

【药证】大黄、柴胡、瓜蒌根、桃仁、当归、红花、穿山甲、甘草（跌打损伤，瘀血滞留胁肋，气机阻滞所致）。

【解析】胁肋瘀肿，痛不可忍，这个就是由瘀血导致的少阳病。看看该方用药：大黄、柴胡、当归、穿山甲、瓜蒌根、桃仁，此病久有瘀血，热与血结，当有少阳之机半表半里证，宜为少阳阳明合病，兼有瘀血，则不失其机。

有热吗？有。有结吗？有。胁肋瘀痛，方子里面用柴胡，所以应该是少阳阳明病夹有瘀血证。

热可以导致少阳病的出现，那瘀血可不可以？也可以啊。少阳病既可以夹瘀血，也可以夹痰饮。

咳血方《丹溪心法》

【症状】咳嗽痰稠带血，咯吐不爽，心烦易怒，胸胁作痛，咽干口苦，颊赤便秘，舌红苔黄，脉弦数。

【药证】瓜蒌仁、栀子、青黛、海粉、诃子（肝火犯肺之咳血证）。

【解析】阳明之热，夹痰上行，热伤血络，而有咳血，临证验之，有效。

若用经方，当用大小柴胡汤加麻杏石甘汤合黛蛤散。

"心烦易怒，胸胁作痛，口苦咽干"这是典型的柴胡证，半表半里之热上冲心肺也可导致咳血，"脉弦数，便秘，舌红，咳嗽痰稠"，咳嗽痰稠就是典型的热，因此小柴胡汤合麻杏石甘汤合上黛蛤散，或者用大柴胡汤合麻杏石甘汤合上黛蛤散，应该比咳血方更为有效。

此方归入少阳阳明合病，亦可归入三阳合病。大便秘结是阳明病，胸胁苦满口干是少阳病，咳嗽痰稠、咳痰不爽是太阳病。

大柴胡汤《伤寒论》

【症状】往来寒热，胸胁苦满，呕不止，郁郁微烦，心下痞硬，或心下满痛，大便不解或协热下利，舌苔黄，脉弦数有力。

【药证】柴胡、黄芩、半夏、生姜、大枣、大黄、枳实、白芍（少阳阳明合病）。

【解析】少阳病本身就有寒热进退也即阴阳进退之机。热势趋外，与表证相合，即为太阳少阳合病，柴胡桂枝汤证。热进趋里则里实，大便下不来，合为少阳阳明合病，大柴胡汤证。半表半里往里去，形成实，形成热，但是少阳病又不解，还有"呕不止，心下急"，就形成了少阳实证，也就是少阳阳明合病。所以大柴胡汤用了大黄、枳实、芍药，为什么？因为里实而不行，必须得让热往外出，所以就得用大黄。

少阳病，在半表半里之间。96、97条写得非常好，"伤寒，五六日，中风，往来寒热，胸胁苦满，嘿嘿不欲饮食，心烦喜呕，或胸中烦而不呕，或渴，或腹中痛，或胁下痞硬，或心下悸、小便不利，或不渴、身有微热，或咳者，小柴胡汤主之。""血弱气尽，腠理开，邪气因入，与正气相搏，结于胁下。正邪分争，往来寒热、休作有时，嘿嘿不欲饮食，脏腑相连，其痛必下，邪高痛下，故使呕也。小柴胡汤主之。服柴胡汤已，渴者，属阳明，以法治之。"

这两条得连着看，在96条除了柴胡四证就是后面那个"或"，或胸中烦而不呕，或渴，或腹中痛，或胁下痞硬，或心下悸、小便不利，或不渴、身有微热，或咳……说明什么呢？说明半表半里牵扯的面比较广，上至心肺下至肝肾、中焦都能牵扯得到。只要是不趋于里没有出现"胃实"的情况，都是少阳病，上伤心肺下伤肝肾中伤脾胃，都是少阳病的半表半里之机。

柴胡剂要是趋于外，可以合麻黄汤、可以合桂枝汤，《伤寒论》只说了柴胡桂枝汤，那是给你举个例子，因为写不完啊。实际临床中，柴胡剂可以合麻黄汤，可以合桂枝汤，可以合大青龙汤，可以合小青龙汤，还可以合理血剂，合桃核承气、下瘀血汤、桂枝茯苓丸等等。所以说，少阳病虽然简短，但是它的内容非常广泛。

达原饮《温疫论》

【症状】憎寒壮热，或一日三次，或一日一次，发无定时，胸闷呕恶，头痛烦躁，脉弦数，舌边深红，舌苔垢腻，或苔白厚如积粉。

【药证】槟榔、厚朴、草果、甘草、知母、黄芩、白芍（温疫或疟疾，邪伏膜原证）。

【解析】虽曰达原，实为少阳阳明合病夹水之证。

这个方子是少阳阳明合病的证，不是单纯的阳明病。本方症状，亦可用柴胡剂、白虎汤、五苓散。

柴胡达原饮《重订通俗伤寒论》

【症状】胸膈痞满，心烦懊恼，头眩口腻，咳痰不爽，间日发疟，舌苔厚如积粉，扪之糙涩，脉弦而滑。

【药证】柴胡、黄芩、草果、槟榔、枳壳、厚朴、青皮、甘草、桔梗、荷叶梗（痰湿阻于膜原证）。

【解析】柴胡达原饮证属少阳夹阳明之热。

疟属少阳，疟脉自弦，《金匮》中已有明言。少阳本身属热，但本方比少阳之热还要实，但还没达到大便不通、热实而结的程度。

本方证若以六经辨证，我认为亦可用小柴胡加石膏合苓桂剂。夹热故用生石膏。

"头眩口腻，咳痰不爽"这就是苓桂剂的"心下逆满，气上冲胸，起则头眩"。当然，本身少阳病上冲头脑，也有头眩。但是，若舌苔厚腻，则就是里有水饮了，合五苓散也可以。

羚角钩藤汤《通俗伤寒论》

【症状】高热不退，烦闷躁扰，手足抽搐，发为痉厥，甚则神昏，舌绛而干，或舌焦起刺，脉弦而数；以及肝热风阳上逆，头晕胀痛，耳鸣心悸，面红如醉，或手足躁扰，甚则瘈疭，舌红，脉弦数。

【药证】桑叶、菊花、川贝、竹茹、生甘草、生地、白芍、羚羊角、钩藤、茯神木（热盛动风而有阴伤之高热抽搐）。

【解析】阳明热实，津亏液枯，故为动风，本方治因热手足抽搐者当有效，但治高热不退，临床未曾验之。如有高热，可与小柴胡汤合白虎汤加麦冬、生地。

羚角钩藤汤不能完全放在阳明病里，属于少阳阳明合病，兼有津液不足。

高热不退，舌红头涨，面红如醉，头眩心悸，手足抽搐，这就是个热极而导致津亏液枯。液不能养筋导致抽搐，就是《金匮》痉湿暍篇讲的痉病。痉病有以太阳病存在的（如葛根汤），有以阳明病存在的（如白虎、承气证），那么，有没有以少阳病出现的痉病呢，我们治疗的小儿抽动秽语综合征，柴胡剂常用，柴胡桂枝龙骨牡蛎救逆汤，很好用，眨眼、扭脖子的症状通常一个多月就好了。

天麻钩藤饮《中国内科杂病证治新义》

【症状】头痛，眩晕，失眠多梦，或口苦面红，舌红苔黄，脉弦或数。

【药证】栀子、黄芩、天麻、钩藤、石决明、川牛膝、杜仲、寄生、益母草、茯神、夜交藤［肝阳偏亢，肝风上扰证（肝肾不足，肝阳偏亢，生风化热）］。

天麻钩藤饮和上面的钩藤饮有区别，此方为阳明里热兼有下焦津液不足之证，上祛其热，下滋其津，其证可宁。

内风之说当细思明辨。所谓内风就是因热而导致的症状，称之为内风，不属于辨证这个层面。

方中栀子、黄芩就是直折其热，益母草、牛膝、杜仲、桑寄生乃因兼有下焦不足。上面热实，下面津虚。上清其热，下滋其源，则上下沟通，阴阳自和。上边热去了，下边津液足了，病就去了。"头痛眩晕"，就是热往上攻的。下元不足，与头晕的症状可能也有关联。

这个方子单纯放到阳明病也不对，应该归为少阳阳明合病。眩晕头痛，而且脉弦，有少阳之机。《伤寒》脉弦细头痛有热者属少阳。

这个方子不合小柴胡汤也可以用，为什么这么说呢？因为黄芩配钩藤、石决明，相当于黄芩配柴胡了，相当于柴胡剂的变方。症状没有胸胁苦满所以没有柴胡，但是头晕头痛，所以用钩藤、石决明。

二、阳明"里虚"+少阳

养阴清肺汤《重楼玉钥》

【症状】喉间起白如腐，不易拭去，并逐渐扩展，病变甚速，咽喉肿痛，初起或发热或不发热，鼻干唇燥，或咳或不咳，呼吸有声，似喘非喘，脉数无力或细数。

【药证】生地、玄参、麦冬、白芍、丹皮、薄荷、贝母、生甘草（白喉之阴虚燥热证）。

【解析】养阴清肺汤放到阳明病里，我觉得不太合适，应该归入少阳病比较合适，或者是少阳阳明合病。白喉之证其势凶猛，为热实津虚，重在咽喉，临证不多见，我是没见过。观其脉证，以柴胡剂小柴胡汤加麦冬、生地、桔梗、石膏亦无不可。

第二节　少阳太阴合病

一、少阳+太阴"里实"

柴平汤《景岳全书》

【症状】湿疟。一身尽疼，手足沉重，寒多热少，脉濡。

【药证】柴胡、黄芩、半夏、人参、陈皮、苍术、厚朴、生姜、大枣、甘草（痰湿阻于少阳之湿疟）。

【解析】柴平汤，这是临床常用的，少阳病夹湿（湿属太阴）。健其胃，其湿自去。

既有少阳病的证候，又有脘腹胀满、纳谷不香等等这些症状的时候，你就用这个方子，那是百用百效啊。

清脾饮《济生方》

【症状】疟疾，热多寒少，口苦咽干，小便赤涩，脉来弦数。

【药证】柴胡、黄芩、青皮、白术、茯苓、半夏、厚朴、草果、甘草［痰湿阻于膜原（半表半里）而成疟］。

【解析】虽曰清脾，实为少阳夹太阴痰湿，少阳病的发病机理"可上可下，可内可外"。

口苦咽干，胸胁满痛，或疟疾、热多寒少，脉弦数，小便赤涩，这些都是"少阳证夹湿夹痰"的症状。亦可用小柴胡汤的原方进行合方。如果还有胸脘满闷，小柴胡汤合茯苓杏仁甘草汤，合二陈汤。

单论清脾饮这个方子的名字，不足以更清晰地说明病机，"虽曰清脾，实为少阳"嘛，实际就是个少阳病。少阳病和痰湿，可归入少阳太阴合病。

二、少阳+太阴（里虚）

逍遥散《太平惠民和剂局方》

【症状】两胁作痛，头痛目眩，口燥咽干，神疲食少，或月经不调，乳房胀痛，脉弦而虚。

【药证】柴胡、薄荷、当归、芍药、茯苓、白术、甘草、烧生姜（肝郁血虚脾弱证）。

【解析】逍遥散是个好方、名方，这是少阳病柴胡剂的变化之方，凡是有少阳证而非少阳证之全证者，皆可在小柴胡汤的基础上变化使用。

逍遥散就是个小柴胡汤的变方，有热可以加丹皮、栀子（即丹栀逍遥散或加味逍遥散）；月经过多、口干口渴可以加生地（加地黄就是后面要讲的黑逍遥散）。

黑逍遥散《医略六书·女科指要》

【症状】临经腹痛，脉弦虚。

【药证】柴胡、薄荷、当归、芍药、茯苓、白术、甘草、烧生姜、生地（熟地）〔肝脾血虚证（逍遥散加地黄，生地或熟地）〕。

【解析】黑逍遥散，就是少阳病夹瘀血，血瘀有热，气郁不展，亦可有乏力（此乏力非因气虚也，是因为里面有湿气，用茯苓、白术、甘草，健胃祛湿气。逍遥散哪来的气虚证，逍遥散没有气虚证）。

在逍遥散的基础上加地黄，治逍遥散证而血虚较甚者。若血虚而有内热者，宜加生地黄；血虚无热象者，应加熟地黄。

逍遥散加上生地，是因为有热了。当归、白芍、生地，月经过多，口干口燥，是有热了，这个热不是阳明实热，是热在血分那种热，所以加生地，清里面这个"虚性的热"。

第三节　阳明太阴合病

一、阳明"里实"+太阴"里虚"

黄龙汤《伤寒六书》

【症状】自利清水，色纯青，或大便秘结，脘腹胀满，腹痛拒按，身热口渴，神疲少气，谵语，甚则循衣摸床，撮空理线，神昏肢厥，舌苔焦黄或焦黑，脉虚。

【药证】大黄、芒硝、枳实、厚朴、人参、甘草、当归、生姜、大枣［阳明腑实，气血不足证（泄下热结与补益气血兼顾）］。

【解析】"黄龙汤治疗阳明腑实兼气血不足。若不攻则里实不去，若只下则正气更伤；不补则正虚难复，纯补则里实愈坚"。上述为教材之说法。

但本人认为：张仲景对于此类病症，恐怕会采取"以攻为补"的方法，而非如教材所云"攻补兼施"。故对于此方的解读，笔者更偏于攻法，如下解读，不妥之处，求教于明达之士。

此为里实重证，理当速下存阴，反用甘缓，恐有不当。《伤寒论》少阴篇有明言"少阴病，自利清水，色纯青，心下必痛，口干燥者，急下之，宜大承气汤。"津亏血少，迅速传里化热，转为阳明重证，以大承气汤速下存阴法正为此证。此方反加参甘者，恐非仲景之意。

新加黄龙汤《温病条辨》

【症状】大便秘结，腹中胀满而硬，神倦少气，口干咽燥，唇裂舌焦，苔焦黄或焦黑燥裂。

【药证】大黄、芒硝、人参、海参、甘草、当归、生地、玄参、麦冬、姜汁（热结里实，气阴不足）。

【解析】此证乃热盛津枯，无水舟停。麻子仁丸当有此意思。津液不足，用生地、玄参、麦冬，就是取增液承气汤之意。本方就是增液行舟之法。

大便秘结，且证见腹中胀满而硬，此为大承气汤证。黄龙者，"直捣黄龙府"速取其效、速去其邪之意。大便秘结，反用人参、海参、甘草甘缓之类，我认为值得商榷。另外，本身就口干咽燥，还能加姜汁吗？

清心莲子饮《太平惠民和剂局方》

【症状】遗精淋浊，血崩带下，遇劳则发；或肾阴不足，口舌干燥，烦躁发热等。

【药证】黄芩、车前子、地骨皮、麦冬、人参、黄芪、石莲肉、甘草［心火偏旺，气阴两虚，湿热下注证（编者按：王绵之教授特意指出"并不是湿热下注"）］。

【解析】阳明之热，夹水迫于下焦，故而有血崩、带下、淋浊，日久损耗下焦津液而无力驱邪外出。这个方完全放在阳明病不对，既有阳明证又有太阴证。

这个热倒不是很实，没达到芩连证的症状。但是这个热时间久了，虚烁之热还夹水，有黄芩嘛。往下攻时也伤人体的津液。见阳性证以阴法救之，就是用阴性的甘寒之品来和阳，所谓和中就暗含有滋补的意思。

黄芩、车前子、地骨皮这些药，都能解热，车前子有利尿的功能，又能解热，解热淋嘛！热时间久了伤及津液迫于下焦，热迫血行，就会导致出血。其实，遇上这种血崩、带下、淋浊，不一定非要用清心莲子饮，猪苓汤加石膏、加生地、加丹皮也可以。不信你们试试，这个证有用猪苓汤的机会。

增液承气汤《温病条辨》

【**症状**】燥屎不行，下之不通，脘腹胀满，口干唇燥，舌红苔黄，脉细数。

【**药证**】大黄、芒硝、玄参、麦冬、生地（热结阴亏证）。

【**解析**】阳明病热盛津枯，大肠无液而行，以硝黄泄其热，参地麦增水行舟也。一是下其热、一是补其津，此方证真正是既有液虚又有热实，热实伤津，热越实津越枯，津越枯便愈燥，所以，治疗方法一是增水，一是泄其热，大黄芒硝推陈致新，其病可愈。这个方子疗效可靠。

第九章 三经合病

第一节 三阳合病

[陶氏]柴葛解肌汤《伤寒六书》

【症状】恶寒渐轻，身热增盛，无汗头痛，目疼鼻干，心烦不眠，咽干耳聋，眼眶痛，舌苔薄黄，脉浮微洪。

【药证】葛根、羌活、白芷、芍药、甘草、柴胡、黄芩、石膏、桔梗（太阳风寒未解，郁而化热，渐次传入阳明，波及少阳，故属三阳合病）。

【解析】在《伤寒论》讲过三阳合病，治从阳明，则用白虎汤。里面的热解了，外面的症状也就会没有了。《伤寒论》还讲过三阳合病，治从半表半里。虽未出其方，但大法已明。陶氏柴葛解肌汤，就是三阳合病治从少阳，甚为合理。

合病我们经常用，比如桂枝二越婢一汤，既有阳明之热又有表不解。再如，小柴胡汤证还没有具备完全的大柴胡汤证，但是大便还有点干，我们少量加点大黄也是完全可以的。桂枝汤和麻黄汤能合用，大小柴胡汤也能合用啊。

"三阳合病"如小柴胡汤合葛根汤加生石膏，小柴胡汤合葛根汤加大黄。推而论之，还有阴阳合病，甚至两阳合上一阴，还有两阴合上一阳。小柴胡汤合理中汤、小柴胡汤合吴茱萸汤我们常用。柴胡桂枝干姜汤是厥阴病，有时候我合上葛根汤用，有时候我合上桂枝汤用。诸如此类，不胜列举。

［程氏］柴葛解肌汤《医学心悟》

【症状】不恶寒而口渴，舌苔黄，脉浮数。

【药证】葛根、赤芍、甘草、柴胡、黄芩、知母、生地、丹皮、贝母（外感风热，里热亦盛证）。

【解析】根据此方的药证（含柴胡、黄芩、甘草），实乃三阳合病，而不仅仅是教材所云"外感风热，里热亦盛"之太阳阳明合病。

三阳合病，热实乖张，与陶氏之方，方意皆同。而程氏之用生地、丹皮解实热者，我认为恐稍欠其意。生地这个药解实热，恐怕效果不是那么好。如果里面是虚而有热，又兼有津液匮乏，用生地是可以的。

本方证若按六经辨证，亦可用小柴胡汤合葛根汤加石膏。假若有"身疼痛"症状，可以考虑合麻黄汤，也就是小柴胡汤合麻黄汤加上生石膏（其实，此乃小柴胡汤合大青龙汤）。有一次我的孩子生病，我看像是麻黄汤合小柴胡汤，给孩子开完药后，看到她的舌苔挺厚，发烧38℃多，热势盛，我就给加了30克石膏，最后的方子成了小柴胡汤合大青龙汤。

第二节 阴阳三者合病

升阳益胃汤《内外伤辨惑论》

【症状】怠惰嗜卧，四肢不收，肢体重痛，口苦舌干，饮食无味，食不消化，大便不调。

【药证】羌活、独活、防风、黄芪、人参、白术、茯苓、白芍、甘草、黄连、泽泻、柴胡（脾胃气虚，湿郁生热证）。

【解析】这个方子药味虽多，证候虽烦，然以六经之理，不外乎里虚无力抗邪，而复外感，实乃救里祛外之法。本方也不一定有外感。

请注意，本方常用来治疗白细胞低、血小板低，当然还要辨证。有个小女孩，老爱感冒，血小板2万，用此方血小板上升为18万。本方的"甘温除热"，就是从桂枝法里变出来的。所以，《伤寒》理通了，对于后世的方子，就知道是从哪里来的，用起来就心里有数。

本方所示症状里有"口苦"，亦包含了小柴胡汤之意，这个方子也可以说是小柴胡汤的变通方剂，默默不欲饮食、倦怠嗜卧，所以放到太阳太阴里不完全对，有太阴、有太阳、有少阳，这是两阳合一阴证。

大活络丹《兰台轨范》

【症状】中风瘫痪、痿痹、阴疽、流注以及跌打损伤等。

【药证】麻黄、贯众、羌活、藿香、细辛、防风、葛根、黄连、大黄、黄芩、草乌、炙甘草、肉桂、天南星、白豆蔻、黑附子、豹骨、天麻、白花蛇、乌梢蛇、威灵仙、两头尖、全蝎、赤芍、没药、乳香、僵蚕、血竭、地龙、麝香、牛黄、松脂、冰片、乌药、木香、沉香、丁香、青皮、安息香、香附、人参、白术、首乌、龟板、熟地、骨碎补、玄参、当归（风湿痰瘀阻于经络，正气不足。邪实而正虚，祛风、除湿、温里、活血药配伍益气、养血、滋阴、助阳等扶正之品组方）。

【解析】此方药物众多，表里虚实夹杂。既有太阳之表，又有太阴之里，又有里之瘀血内结，又有阳明内热。所以应为太阳阳明太阴合病，既有太阳之表，又有阳明之里，又有太阴之虚。

加味逍遥散《内科摘要》

【症状】潮热晡热，烦躁易怒，或自汗盗汗，或头痛目涩，或颊赤口干，或月经不调，少腹胀痛，或小便涩痛，舌红苔薄黄，脉弦虚数。

【药证】柴胡、薄荷、当归、芍药、茯苓、白术、甘草、烧生姜、丹皮、栀子（肝郁血虚，内有郁热证）。

【解析】因肝郁血虚日久，则生热化火，此时逍遥散已不足以平其火热，故加丹皮以清血中之伏火，炒山栀善清热，并导热下行。临床尤多用于肝郁血虚有热所致的月经不调，经量过多，日久不止，以及经期吐衄等。

少阳病之机，可上可下，可内可外，还可夹水夹热、夹痰夹饮。这个方子实际是柴胡剂的加减变化之方。用之临床堪称实效。在柴胡证的基础上出现了月经不调、少腹胀痛，就可以在小柴胡汤的基础上，去掉姜枣，加上当归、白芍。若遇上有热而火重、热入血分，又有胸胁苦满、口苦咽干，又有头目不清，就加上丹皮、栀子。若有头晕还可以加上菊花。一张方子的加减变化是无穷无尽的。这就叫法无定法。

有人对于方中炮姜的使用，有些把握不住。我在临床上，有时候用生姜，有时候用炮姜，大便稀我还用干姜呢。若本方加干姜，则苓姜术甘（肾著汤）全有了，因为有白带稀，腰酸疼、腰中冷，又有胸闷、胸胁苦满，心悸心慌。

加味逍遥散是少阳病、阳明病合太阴病。

最后，顺便再说一下表里合病、阴阳合病的代表性例证：

少阴（表阴证）与太阴（里阴证）相合，则有白通汤证。

少阴（表阴证）与太阳（表阳证）相合，则有桂枝去芍药加麻黄附子细辛汤证。

附录

六经分类与方剂学分类对比表

第一部分　六经病

第一章　太阳病

第一节　太阳病"表实"

麻黄汤（方剂教材归入解表剂"辛温解表"）

三拗汤（方剂教材归入解表剂"辛温解表"附方）

荆防败毒散（方剂教材归入解表剂"扶正解表"附方）

羌活胜湿汤（方剂教材归入祛湿剂"祛风胜湿"）

杏苏散（方剂教材归入治燥剂"轻宣外燥"）

川芎茶调散（方剂教材归入治风剂"疏散外风"）

菊花茶调散（方剂教材归入治风剂"疏散外风"附方）

第二节　太阳病"表虚"

桂枝汤（方剂教材归入解表剂"辛温解表"）

桂枝加葛根汤（方剂教材归入解表剂"辛温解表"附方）

第二章　少阴病

第一节　少阴病"表实"

麻黄附子细辛汤（方剂教材归入解表剂"扶正解表"）

麻黄附子甘草汤（方剂教材归入解表剂"扶正解表"附方）

第二节　少阴病"表虚"

再造散（方剂教材归入解表剂"扶正解表"附方）

第三章　阳明病

第一节　阳明病"里实"

升麻葛根汤（方剂教材归入解表剂"辛凉解表"）

竹叶柳蒡汤（方剂教材归入解表剂"辛凉解表"附方）

瓜蒂散（方剂教材归入涌吐剂）

三圣散（方剂教材归入涌吐剂附方）

救急稀涎散（方剂教材归入涌吐剂附方）

大承气汤（方剂教材归入泻下剂"寒下"）

小承气汤（方剂教材归入泻下剂"寒下"附方）

调胃承气汤（方剂教材归入泻下剂"寒下"附方）

复方大承气汤（方剂教材归入泻下剂"寒下"附方）

大黄牡丹汤（方剂教材归入泻下剂"寒下"）

清肠饮（方剂教材归入泻下剂"寒下"附方）

阑尾化瘀汤（方剂教材归入泻下剂"寒下"附方）

阑尾清化汤（方剂教材归入泻下剂"寒下"附方）

阑尾清解汤（方剂教材归入泻下剂"寒下"附方）

大陷胸汤（方剂教材归入泻下剂"寒下"）

麻子仁丸（方剂教材归入泻下剂"润下"）

十枣汤（方剂教材归入泻下剂"逐水"）

控涎丹（方剂教材归入泻下剂"逐水"附方）

安宫牛黄丸（方剂教材归入开窍剂"凉开"）

牛黄清心丸（方剂教材归入开窍剂"凉开"附方）

紫雪丹（方剂教材归入开窍剂"凉开"）

小儿回春丹（方剂教材归入开窍剂"凉开"附方）

至宝丹（方剂教材归入开窍剂"凉开"）

行军散（方剂教材归入开窍剂"凉开"附方）

白虎汤（方剂教材归入清热剂"清气分热"）

白虎加人参汤（方剂教材归入清热剂"清气分热"附方）

白虎加桂枝汤（方剂教材归入清热剂"清气分热"附方）

白虎加苍术汤（方剂教材归入清热剂"清气分热"附方）

竹叶石膏汤（方剂教材归入清热剂"清气分热"）

清营汤（方剂教材归入清热剂"清营凉血"）

清宫汤（方剂教材归入清热剂"清营凉血"附方）

犀角地黄汤（方剂教材归入清热剂"清营凉血"）

神犀丹（方剂教材归入清热剂"清营凉血"附方）

化斑汤（方剂教材归入清热剂"清营凉血"附方）

黄连解毒汤（方剂教材归入清热剂"清热解毒"）

泻心汤（方剂教材归入清热剂"清热解毒"附方）

栀子金花汤（方剂教材归入清热剂"清热解毒"附方）

凉膈散（方剂教材归入清热剂"清热解毒"）

仙方活命饮（方剂教材归入清热剂"清热解毒"）

五味消毒饮（方剂教材归入清热剂"清热解毒"附方）

四妙勇安汤（方剂教材归入清热剂"清热解毒"附方）

导赤散（方剂教材归入清热剂"清脏腑热"）

苇茎汤（方剂教材归入清热剂"清脏腑热"）

葶苈大枣泻肺汤（方剂教材归入清热剂"清脏腑热"附方）

清胃散（方剂教材归入清热剂"清脏腑热"）

泻黄散（方剂教材归入清热剂"清脏腑热"附方）

玉女煎（方剂教材归入清热剂"清脏腑热"）

葛根黄芩黄连汤（方剂教材归入清热剂"清脏腑热"）

芍药汤（方剂教材归入清热剂"清脏腑热"）

白头翁汤（方剂教材归入清热剂"清脏腑热"）

当归六黄汤（方剂教材归入清热剂"清虚热"）

六一散（方剂教材归入祛暑剂）

益元散（方剂教材归入祛暑剂附方）

碧玉散（方剂教材归入祛暑剂附方）

桂苓甘露散（方剂教材归入祛暑剂）

清暑益气汤（方剂教材归入祛暑剂）

茵陈蒿汤（方剂教材归入祛湿剂"清热祛湿"）

栀子柏皮汤（方剂教材归入祛湿剂"清热祛湿"附方）

八正散（方剂教材归入祛湿剂"清热祛湿"）

五淋散（方剂教材归入祛湿剂"清热祛湿"附方）

三仁汤（方剂教材归入祛湿剂"清热祛湿"）

黄芩滑石汤（方剂教材归入祛湿剂"清热祛湿"附方）

甘露消毒丹（方剂教材归入祛湿剂"清热祛湿"）

连朴饮（方剂教材归入祛湿剂"清热祛湿"）

当归拈痛汤（方剂教材归入祛湿剂"清热祛湿"）

宣痹汤（方剂教材归入祛湿剂"清热祛湿"附方）

二妙散（方剂教材归入祛湿剂"清热祛湿"）

三妙丸（方剂教材归入祛湿剂"清热祛湿"附方）

四妙丸（方剂教材归入祛湿剂"清热祛湿"附方）

猪苓汤（方剂教材归入祛湿剂"利水渗湿"）

草薢分清饮（方剂教材归入祛湿剂"温化寒湿"附方）

茯苓丸（方剂教材归入祛痰剂"燥湿化痰"）

清气化痰丸（方剂教材归入祛痰剂"清热化痰"）

清金降火汤（方剂教材归入祛痰剂"清热化痰"附方）

小陷胸汤（方剂教材归入祛痰剂"清热化痰"）

滚痰丸（方剂教材归入祛痰剂"清热化痰"）

贝母瓜蒌散（方剂教材归入祛痰剂"润燥化痰"）

定痫丸（方剂教材归入祛痰剂"化痰息风"）

保和丸（方剂教材归入消食剂"消食化滞"）

枳实导滞丸（方剂教材归入消食剂"消食化滞"）

枳术丸（方剂教材归入消食剂"消食健脾"附方）

连梅安蛔汤（方剂教材归入驱虫剂附方）

桃核承气汤（方剂教材归入理血剂"活血祛瘀"）

下瘀血汤（方剂教材归入理血剂"活血祛瘀"附方）

大黄䗪虫丸（方剂教材归入理血剂"活血祛瘀"附方）

膈下逐瘀汤（方剂教材归入理血剂"活血祛瘀"附方）

身痛逐瘀汤（方剂教材归入理血剂"活血祛瘀"附方）

七厘散（方剂教材归入理血剂"活血祛瘀"附方）

失笑散（方剂教材归入理血剂"活血祛瘀"）

活络效灵丹（方剂教材归入理血剂"活血祛瘀"附方）

丹参饮（方剂教材归入理血剂"活血祛瘀"附方）

桂枝茯苓丸（方剂教材归入理血剂"活血祛瘀"）

十灰散（方剂教材归入理血剂"止血"）

四生丸（方剂教材归入理血剂"止血"附方）

小蓟饮子（方剂教材归入理血剂"止血"）

槐花散（方剂教材归入理血剂"止血"）

清燥救肺汤（方剂教材归入治燥剂"轻宣外燥"）

固经丸（方剂教材归入固涩剂"固崩止带"）

易黄汤（方剂教材归入固涩剂"固崩止带"）

牵正散（方剂教材归入治风剂"疏散外风"）

止痉散（方剂教材归入治风剂"疏散外风"附方）

玉真散（方剂教材归入治风剂"疏散外风"）

钩藤饮（方剂教材归入祛风剂"平息内风"附方）

朱砂安神丸（方剂教材归入安神剂"重镇安神"）

第二节　阳明病"里虚"

六味地黄丸（方剂教材归入补益剂"补阴"）

知柏地黄丸（方剂教材归入补益剂"补阴"附方）

杞菊地黄丸（方剂教材归入补益剂"补阴"附方）

麦味地黄丸（方剂教材归入补益剂"补阴"附方）

都气丸（方剂教材归入补益剂"补阴"附方）

左归丸（方剂教材归入补益剂"补阴"）

左归饮（方剂教材归入补益剂"补阴"附方）

大补阴丸（方剂教材归入补益剂"补阴"）

虎潜丸（方剂教材归入补益剂"补阴"附方）

加减复脉汤（方剂教材归入补益剂"气血双补"附方）

增液汤（方剂教材归入治燥剂"滋阴润燥"）

麦门冬汤（方剂教材归入治燥剂"滋阴润燥"）

益胃汤（方剂教材归入治燥剂"滋阴润燥"）

玉液汤（方剂教材归入治燥剂"滋阴润燥"附方）

琼玉膏（方剂教材归入治燥剂"滋阴润燥"附方）

百合固金汤（方剂教材归入治燥剂"滋阴润燥"）

补肺阿胶汤（方剂教材归入治燥剂"滋阴润燥"附方）

大定风珠（方剂教材归入治风剂"平息内风"）

三甲复脉汤（方剂教材归入治风剂"平息内风"附方）

阿胶鸡子黄汤（方剂教材归入治风剂"平息内风"附方）

天王补心丹（方剂教材归入安神剂"滋养安神"）

酸枣仁汤（方剂教材归入安神剂"滋养安神"）

第四章　太阴病

第一节　太阴病"里实"

大黄附子汤（方剂教材归入泻下剂"温下"）

苏合香丸（方剂教材归入开窍剂"温开"）

冠心苏合丸（方剂教材归入开窍剂"温开"附方）

紫金锭（方剂教材归入开窍剂"温开"附方）

枳实薤白桂枝汤（方剂教材归入理气剂"行气"）

瓜蒌薤白白酒汤（方剂教材归入理气剂"行气"附方）

瓜蒌薤白半夏汤（方剂教材归入理气剂"行气"附方）

半夏厚朴汤（方剂教材归入理气剂"行气"）

延胡索汤（方剂教材归入理气剂"行气"附方）

厚朴温中汤（方剂教材归入理气剂"行气"）

良附丸（方剂教材归入理气剂"行气"附方）

天台乌药散（方剂教材归入理气剂"行气"）

四磨汤（方剂教材归入理气剂"行气"附方）

橘核丸（方剂教材归入理气剂"行气"附方）

暖肝煎（方剂教材归入理气剂"行气"）

小半夏汤（方剂教材归入理气剂"降气"）

平胃散（方剂教材归入祛湿剂"燥湿和胃"）

五苓散（方剂教材归入祛湿剂"利水渗湿"）

四苓散/汤（方剂教材归入祛湿剂"利水渗湿"附方）

胃苓汤（方剂教材归入祛湿剂"利水渗湿"附方）

茵陈五苓散（方剂教材归入祛湿剂"利水渗湿"附方）

五皮散（方剂教材归入祛湿剂"利水渗湿"）

苓桂术甘汤（方剂教材归入祛湿剂"温化寒湿"）

二陈汤（方剂教材归入祛痰剂"燥湿化痰"）

导痰汤（方剂教材归入祛痰剂"燥湿化痰"附方）

涤痰汤（方剂教材归入祛痰剂"燥湿化痰"附方）

金水六君煎（方剂教材归入祛痰剂"燥湿化痰"附方）

温胆汤（方剂教材归入祛痰剂"燥湿化痰"）

十味温胆汤（方剂教材归入祛痰剂"燥湿化痰"附方）

苓甘五味姜辛汤（方剂教材归入祛痰剂"温化寒痰"）

三子养亲汤（方剂教材归入祛痰剂"温化寒痰"）

半夏白术天麻汤（方剂教材归入祛痰剂"化痰息风"）

通窍活血汤（方剂教材归入理血剂"活血祛瘀"附方）

少腹逐瘀汤（方剂教材归入理血剂"活血祛瘀"附方）

温经汤（方剂教材归入理血剂"活血祛瘀"附方）

大建中汤（方剂教材归入温里剂"温中祛寒"附方）

小金丹（方剂教材归入温里剂"温经散寒"附方）

痛泻要方（方剂教材归入和解剂"调和肝脾"）

小活络丹（方剂教材归入治风剂"疏散外风"）

第二节　太阴病"里虚"

桂枝加桂汤（方剂教材归入解表剂"辛温解表"附方）

桂枝加芍药汤（方剂教材归入解表剂"辛温解表"附方）

五仁丸（方剂教材归入泻下剂"润下"附方）

济川煎（方剂教材归入泻下剂"润下"）

清暑益气汤（方剂教材归入祛暑剂附方）

大半夏汤（方剂教材归入理气剂"降气"附方）

旋覆代赭汤（方剂教材归入理气剂"降气"）

橘皮竹茹汤（方剂教材归入理气剂"降气"）

丁香柿蒂汤（方剂教材归入理气剂"降气"附方）

茵陈四逆汤（方剂教材归入祛湿剂"清热祛湿"附方）

甘草干姜茯苓白术汤（肾著汤）（方剂教材归入祛湿剂
"温化寒湿"附方）

真武汤（方剂教材归入祛湿剂"温化寒湿"）

附子汤（方剂教材归入祛湿剂"温化寒湿"附方）

实脾散（方剂教材归入祛湿剂"温化寒湿"）

草薢分清散（方剂教材归入祛湿剂"温化寒湿"）

健脾丸（方剂教材归入消食剂"健脾消食"）

理中安蛔汤（方剂教材归入驱虫剂附方）

补阳还五汤（方剂教材归入理血剂"活血祛瘀"）

温经汤（方剂教材归入理血剂"活血祛瘀"）

生化汤（方剂教材归入理血剂"活血祛瘀"）

黄土汤（方剂教材归入理血剂"止血"）

理中丸（方剂教材归入温里剂"温中祛寒"）

附子理中丸（方剂教材归入温里剂"温中祛寒"附方）

小建中汤（方剂教材归入温里剂"温中祛寒"）

黄芪建中汤（方剂教材归入温里剂"温中祛寒"附方）

当归建中汤（方剂教材归入温里剂"温中祛寒"附方）

吴茱萸汤（方剂教材归入温里剂"温中祛寒"）

四逆汤（方剂教材归入温里剂"回阳救逆"）

通脉四逆汤（方剂教材归入温里剂"回阳救逆"附方）

四逆加人参汤（方剂教材归入温里剂"回阳救逆"附方）

白通汤（方剂教材归入温里剂"回阳救逆"附方）

参附汤（方剂教材归入温里剂"回阳救逆"附方）

回阳救急汤（方剂教材归入温里剂"回阳救逆"）

回阳救急汤（方剂教材归入温里剂"回阳救逆"附方）

当归四逆汤（方剂教材归入温里剂"温经散寒"）

当归四逆加吴茱萸生姜汤（方剂教材归入温里剂"温经散寒"附方）

黄芪桂枝五物汤（方剂教材归入温里剂"温经散寒"附方）

阳和汤（方剂教材归入温里剂"温经散寒"）

肾气丸（方剂教材归入补益剂"补阳"）

加味肾气丸（方剂教材归入补益剂"补阳"）

十补丸（方剂教材归入补益剂"补阳"）

右归丸（方剂教材归入补益剂"补阳"）

右归饮（方剂教材归入补益剂"补阳"）

四君子汤（方剂教材归入补益剂"补气"）

异功散（方剂教材归入补益剂"补气"）

六君子汤（方剂教材归入补益剂"补气"）

香砂六君子汤（方剂教材归入补益剂"补气"）

保元汤（方剂教材归入补益剂"补气"附方）

参苓白术散（方剂教材归入补益剂"补气"）

七味白术散（方剂教材归入补益剂"补气"附方）

补中益气汤（方剂教材归入补益剂"补气"）

升陷汤（方剂教材归入补益剂"补气"附方）

举元煎（方剂教材归入补益剂"补气"附方）

生脉散（方剂教材归入补益剂"补气"）

玉屏风散（方剂教材归入补益剂"补气"）

完带汤（方剂教材归入补益剂"补气"）

四物汤（方剂教材归入补益剂"补血"）

桃红四物汤（方剂教材归入补益剂"补血"附方）

胶艾汤（方剂教材归入补益剂"补血"附方）

圣愈汤（方剂教材归入补益剂"补血"附方）

当归补血汤（方剂教材归入补益剂"补血"）

归脾汤（方剂教材归入补益剂"补血"）

八珍汤（方剂教材归入补益剂"气血双补"）

十全大补汤（方剂教材归入补益剂"气血双补"附方）

人参养荣汤（方剂教材归入补益剂"气血双补"附方）

泰山磐石散（方剂教材归入补益剂"气血双补"附方）

炙甘草汤（方剂教材归入补益剂"气血双补"）

地黄饮子（地黄饮）（方剂教材归入补益剂"阴阳双补"）

龟鹿二仙胶（方剂教材归入补益剂"阴阳双补"）

七宝美髯丹（方剂教材归入补益剂"阴阳双补"附方）

牡蛎散（方剂教材归入固涩剂"固表止汗"）

九仙散（方剂教材归入固涩剂"敛肺止咳"）

真人养脏汤（方剂教材归入固涩剂"涩肠固脱"）

桃花汤（方剂教材归入固涩剂"涩肠固脱"附方）

四神丸（方剂教材归入固涩剂"涩肠固脱"）

金锁固精丸（方剂教材归入固涩剂"涩精止遗"）

桑螵蛸散（方剂教材归入固涩剂"涩精止遗"）

缩泉丸（方剂教材归入固涩剂"涩精止遗"附方）

固冲汤（方剂教材归入固涩剂"固崩止带"）

柏子养心丹（方剂教材归入安神剂"滋养安神"附方）

附录

孔圣枕中丹（方剂教材归入安神剂"滋养安神"附方）

甘麦大枣汤（方剂教材归入安神剂"滋养安神"附方）

　　附　太阴病"里实+里虚"

温脾汤（方剂教材归入泻下剂"温下"）

第五章　少阳病

第一节　少阳病（半表半里阳证）

桔梗汤（方剂教材归入清热剂"清脏腑热"附方）

黄芩汤（方剂教材归入清热剂"清脏腑热"附方）

金铃子散（方剂教材归入理气剂"行气"）

小柴胡汤（方剂教材归入和解剂"和解少阳"）

柴胡枳桔汤（方剂教材归入和解剂"和解少阳"附方）

蒿芩清胆汤（方剂教材归入和解剂"和解少阳"）

四逆散（方剂教材归入和解剂"调和肝脾"）

柴胡疏肝散（方剂教材归入和解剂"调和肝脾"附方）

枳实芍药散（方剂教材归入和解剂"调和肝脾"附方）

磁朱丸（方剂教材归入安神剂"重镇安神"附方）

第六章　厥阴病（半阴）

第一节　厥阴病（半表半里阴证）

左金丸（方剂教材归入清热剂"清脏腑热"）

戊己丸（方剂教材归入清热剂"清脏腑热"附方）

香连丸（方剂教材归入清热剂"清脏腑热"附方）

青蒿鳖甲汤（方剂教材归入清热剂"清虚热"）

清骨散（方剂教材归入清热剂"清虚热"）

秦艽鳖甲散（方剂教材归入清热剂"清虚热"附方）

苏子降气汤（方剂教材归入理气剂"降气"）

枳实消痞丸（失笑丸）（方剂教材归入消食剂"健脾消食"）

葛花解酲汤（方剂教材归入消食剂"健脾消食"）

乌梅丸（方剂教材归入驱虫剂）

鳖甲煎丸（方剂教材归入理血剂"活血祛瘀"）

一贯煎（方剂教材归入补益剂"补阴"）

半夏泻心汤（方剂教材归入和解剂"调和肠胃"附方）

生姜泻心汤（方剂教材归入和解剂"调和肠胃"附方）

甘草泻心汤（方剂教材归入和解剂"调和肠胃"附方）

黄连汤（方剂教材归入和解剂"调和肠胃"附方）

镇肝熄风汤（方剂教材归入治风剂"平息内风"）

建瓴汤（方剂教材归入治风剂"平息内风"附方）

第二部分　合病并病

第七章　表里同病

第一节　太阳阳明合病

一、太阳+阳明（里实）

大青龙汤（方剂教材归入解表剂"辛凉解表"附方）

九味羌活汤（方剂教材归入解表剂"辛凉解表"）

大羌活汤（方剂教材归入解表剂"辛凉解表"附方）

银翘散（方剂教材归入解表剂"辛凉解表"附方）

桑菊饮（方剂教材归入解表剂"辛凉解表"）

麻杏石甘汤（方剂教材归入解表剂"辛凉解表"）

越婢汤（方剂教材归入解表剂"辛凉解表"附方）

新加香薷饮（方剂教材归入祛暑剂附方）

鸡苏散（方剂教材归入祛暑剂附方）

定喘汤（方剂教材归入理气剂"降气"）

桑杏汤（方剂教材归入治燥剂"轻宣外燥"）

厚朴七物汤（方剂教材归入和解剂"和解少阳"附方）

大秦艽汤（方剂教材归入治风剂"疏散外风"）

消风散（方剂教材归入治风剂"疏散外风"）

二、太阳+阳明（里虚）

加减葳蕤汤（方剂教材归入解表剂"扶正解表"）

第二节　太阳少阳合病

正柴胡饮（方剂教材归入解表剂"辛温解表"）

第三节　太阳太阴合病

一、太阳+太阴（里实）

麻黄加术汤（方剂教材归入解表剂"辛温解表"附方）

麻杏薏甘汤（方剂教材归入解表剂"辛温解表"附方）

桂枝加厚朴杏子汤（方剂教材归入解表剂"辛温解表"附方）

华盖散（方剂教材归入解表剂"辛温解表"附方）

香苏散（方剂教材归入解表剂"辛温解表"）

香苏葱豉汤（方剂教材归入解表剂"辛温解表"附方）

加味香苏散（方剂教材归入解表剂"辛温解表"附方）

小青龙汤（方剂教材归入解表剂"辛温解表"）

射干麻黄汤（方剂教材归入解表剂"辛温解表"附方）

止嗽散（方剂教材归入解表剂"辛温解表"）

金沸草散（方剂教材归入解表剂"辛温解表"附方）

香薷散（方剂教材归入祛暑剂）

不换金正气散（方剂教材归入祛湿剂"燥湿和胃"附方）

藿香正气散（方剂教材归入祛湿剂"燥湿和胃"）

六和汤（方剂教材归入祛湿剂"燥湿和胃"附方）

藿朴夏苓汤（方剂教材归入祛湿剂"清热祛湿"附方）

防己黄芪汤（方剂教材归入祛湿剂"利水渗湿"）

蠲痹汤（方剂教材归入祛湿剂"祛风胜湿"附方）

独活寄生汤（方剂教材归入祛湿剂"祛风胜湿"）

三痹汤（方剂教材归入祛湿剂"祛风胜湿"附方）

冷哮丸（方剂教材归入祛痰剂"温化寒痰"附方）

二、太阳+太阴（里虚）

败毒散（方剂教材归入解表剂"扶正解表"）

仓廪散（方剂教材归入解表剂"扶正解表"附方）

参苏饮（方剂教材归入解表剂"扶正解表"）

葱白七味饮（方剂教材归入解表剂"扶正解表"附方）

桂枝人参汤（方剂教材归入温里剂"温中祛寒"附方）

第八章　里证（含半表半里）合病

第一节　阳明少阳合病

一、阳明（里实）+少阳

清瘟败毒饮（方剂教材归入清热剂"清热解毒"附方）

普济消毒饮（方剂教材归入清热剂"清热解毒"）

龙胆泻肝汤（方剂教材归入清热剂"清脏腑热"）

泻青丸（方剂教材归入清热剂"清脏腑热"附方）

当归龙荟丸（方剂教材归入清热剂"清脏腑热"附方）

泻白散（方剂教材归入清热剂"清脏腑热"）

清络饮（方剂教材归入祛暑剂）

越鞠丸（方剂教材归入理气剂"行气"）

柴胡陷胸汤（方剂教材归入祛痰剂"清化热痰"附方）

木香槟榔丸（方剂教材归入消食剂"消食化滞"附方）

血府逐瘀汤（方剂教材归入理血剂"活血祛瘀"）

复元活血汤（方剂教材归入理血剂"活血祛瘀"）

咳血方（方剂教材归入理血剂"止血"）

大柴胡汤（方剂教材归入和解剂"和解少阳"）

达原饮（方剂教材归入和解剂"和解少阳"）

柴胡达原饮（方剂教材归入和解剂"和解少阳"附方）

羚角钩藤汤（方剂教材归入祛风剂"平息内风"）

天麻钩藤饮（方剂教材归入祛风剂"平息内风"）

二、阳明（里虚）+少阳

养阴清肺汤（方剂教材归入治燥剂"滋阴润燥"）

第二节　少阳太阴合病

一、少阳+太阴（里实）

柴平汤　（方剂教材归入祛湿剂"燥湿和胃"附方）

清脾饮（方剂教材归入和解剂"和解少阳"附方）

二、少阳+太阴（里虚）

逍遥散（方剂教材归入和解剂"调和肝脾"）

黑逍遥散（方剂教材归入和解剂"调和肝脾"附方）

第三节　阳明太阴合病

一、阳明（里实）+太阴（里虚）

黄龙汤（方剂教材归入泻下剂"攻补兼施"）

新加黄龙汤（方剂教材归入泻下剂"攻补兼施"附方）

清心莲子饮（方剂教材归入清热剂"清脏腑热"附方）

增液承气汤　（方剂教材归入治燥剂"滋阴润燥"附方）

第九章　三经合病

第一节　三阳合并

柴葛解肌汤　（方剂教材归入解表剂"辛凉解表"）

柴葛解肌汤　（方剂教材归入解表剂"辛凉解表"附方）

第二节　阴阳三者合病

一、太阳少阳太阴（里虚）

升阳益胃汤（方剂教材归入补益剂"补气"附方）

二、太阳阳明（里实）太阴（里虚）

大活络丹（方剂教材归入治风剂"疏散外风"附方）

三、阳明（里实）少阳太阴（里虚）

加味逍遥散（方剂教材归入和解剂"调和肝脾"附方）